LES MOTS
DU MAL DE DOS

PROFESSEUR DANIEL SÉRÉNI

LES MOTS DU MAL DE DOS

Penser la médecine

LES ÉDITIONS DU CERF

Collection dirigée
par
Daniel Séréni

www.editionsducerf.fr
24, rue des Tanneries
75013 Paris

ISBN : 978-2-204-14459-9

Introduction

Qu'est-ce que le mal de dos ? La réponse n'est peut-être pas aussi évidente qu'elle paraît. Au départ, on se heurte à une petite difficulté sémantique. « Mal de dos » est un terme consacré par l'usage mais il est imprécis. En pratique, ce terme recouvre d'une part les douleurs du dos proprement dit, ou *dorsalgies*, et les douleurs de la région lombaire, les *lombalgies*.

Qu'en est-il des douleurs du cou *(cervicalgies)* ? La tradition est de ne pas les englober dans le mal de dos car leurs symptômes et leur prise en charge sont différents. Ce livre est donc dédié aux lombalgies, aux dorsalgies et à leurs complications.

Tout le monde a eu ou aura un jour mal au dos. Mais les causes et les mécanismes qui déclenchent les lombalgies et les dorsalgies et provoquent leurs complications sont en général mal connus. C'est ce que j'ai souvent constaté à l'écoute de mes patients en 40 ans de pratique. C'est vraiment regrettable car un bon traitement et une prévention efficace ne peuvent se concevoir sans la participation du patient, et ils ne sont possibles que s'il est correctement informé.

Ce principe s'applique à tous les domaines du soin mais particulièrement quand il s'agit de phénomènes douloureux. Prenons le cas le plus courant, celui de la lombalgie bénigne. Cela commence par un épisode brutal et inattendu : c'est le fameux lumbago. Il provoque une sorte de blocage de tout mouvement lié à une réaction de crainte atavique devant la douleur. C'est inévitable sur le coup ; mais il faut apprendre à surmonter cette inhibition, sinon la peur du mouvement risque de s'installer et de prolonger la période douloureuse voire, au pire, de favoriser une évolution vers la chronicité.

Dans l'immense majorité des cas, après un lumbago, tout rentre dans l'ordre en quelques jours car la douleur est due à des tensions musculaires et ligamentaires sans aucune lésion ou anomalie osseuse ou articulaire. Mais les rechutes sont fréquentes, surtout quand les facteurs individuels ou professionnels qui les favorisent n'ont pas été identifiés. Tout le problème est alors de prévenir la répétition des épisodes douloureux aigus et l'évolution vers une lombalgie chronique qui gâche vie. Pour que la prévention soit efficace, il faut que le patient (et son entourage) sache ce qui provoque la douleur et ce qu'il convient de compenser ou de corriger. La prise en charge des lombalgies est basée avant tout sur l'exercice et la rééducation. Les conceptions ont beaucoup évolué depuis l'époque où les médecins n'avaient que le repos à préconiser. Beaucoup de patients ne le savent pas et les soignants ne passent pas assez de temps à le leur expliquer.

Les douleurs du dos relèvent presque toujours uniquement de soins simples et de mesures physiques de prévention. Mais les complications existent : l'arthrose et la hernie discale peuvent comprimer des racines nerveuses et provoquer une sciatique ou une cruralgie. Leurs traitements comportent des techniques spécialisées et la chirurgie est parfois nécessaire. Ces cas ne sont pas toujours adressés assez tôt au spécialiste ce qui peut laisser des séquelles. D'autre part, dans ma spécialité – la Médecine Interne –, j'ai souvent été confronté à des situations de diagnostic difficile où la douleur du dos, sous une apparente banalité, révélait en fait une maladie infectieuse, inflammatoire ou cancéreuse qui nécessitait une prise en charge immédiate. Les médecins connaissent les signes, appelés « drapeaux rouges », qui avertissent d'une situation potentiellement urgente. À mon sens, il n'y a aucune raison pour que les patients ne les connaissent pas aussi, bien au contraire. C'est leur santé qui est en jeu ; plus ils sont informés, mieux ils se soignent.

Encore faut-il savoir comment trouver les bonnes sources d'information. Il est difficile pour un non professionnel de faire un choix au sein de l'incroyable masse de documents, livres, émissions de radio ou de télévision, sites internet consacrés à ce thème. Beaucoup d'informations sont intéressées et ont pour but la promotion d'une méthode ou d'un produit alors qu'aucune preuve de leur efficacité n'existe. Celles qui sont fiables et honnêtes ne sont pas toujours faciles d'accès ni aisées à comprendre pour un public non médical. Comment faire la part des choses quand on entend parler de méthodes de soin innovantes et spectaculaires ? Prenons l'exemple des techniques de chirurgie peu invasive de la hernie discale : elles représentent incontestablement un progrès, mais cela ne veut pas dire que tout lombalgique peut en tirer bénéfice. Même avec des techniques sophistiquées, les complications de la chirurgie existent et les résultats ne sont pas toujours à la hauteur des attentes.

Le thème des douleurs du dos et de leurs complications, comme la sciatique ou la cruralgie, représente un champ très vaste. Il serait illusoire de vouloir transmettre à un non-professionnel la masse de connaissances de ce domaine de la médecine. Mais il m'a paru essentiel de procurer au lecteur les éléments de savoir essentiels pour analyser sa situation et participer aux choix thérapeutiques.

On a tendance à avoir une attitude rebelle ou passive, voire désespérée devant la douleur ; c'est en grande partie dû à l'ignorance des mécanismes en cause et à la signification des symptômes et éventuels signaux d'alerte. En outre, la douleur du dos comporte une part de mystère parce qu'elle se situe en profondeur : on ne voit pas ce qui la cause et c'est inquiétant. L'imagerie sert précisément à révéler ce mystère et c'est indispensable dans certains cas pour choisir le traitement. Mais c'est une arme à double tranchant : la force de l'image est telle que ce qu'elle montre peut perturber le jugement. Une arthrose évidente sur une radio ou une hernie discale visible sur une IRM peuvent n'être que des anomalies « froides », c'est-à-dire qu'elles n'ont pas d'impact sur la douleur ressentie : sur deux personnes ayant exactement la même image de hernie, l'une peut n'avoir aucun symptôme alors que l'autre souffre. Si on opère une lésion sans responsabilité dans la douleur, on prend un risque inutile : la hernie ne sera plus visible, mais la douleur persistera. J'ai souvent constaté combien il était difficile pour le patient d'admettre ce paradoxe et de prendre conscience du potentiel trompeur de l'image radiologique. C'est pourquoi j'ai résumé les principaux résultats des études qui démontrent cette réalité et j'ai aussi voulu l'illustrer par des exemples tirés de mon expérience.

En ce qui concerne les recommandations et conseils d'ordre thérapeutique, j'ai essayé de guider le lecteur hors du labyrinthe des informations trompeuses et des recettes simplificatrices pour lui faire partager ma confiance dans la rigueur scientifique de la médecine basée sur les preuves. Les traitements des douleurs du dos font l'objet d'un grand nombre d'essais thérapeutiques et de recommandations des sociétés savantes médicales et des autorités de santé publiques. Il y a les traitements validés par les études rigoureuses et ceux qui ne l'ont pas été. Malgré tout, il reste des zones grises. C'est le cas des traitements dont l'évaluation par les essais thérapeutiques n'a pas été concluante ni en positif ni en négatif. Cela concerne aussi les méthodes de traitement qui se prêtent mal à la méthode des essais cliniques randomisés. Tout est alors une question de choix individuel éclairé par les conseils médicaux en pleine connaissance des avantages et des risques éventuels attendus.

J'ai voulu éviter l'écueil d'un ouvrage long et académique au sein duquel il est difficile de trouver l'information précise dont on a besoin dans son cas personnel. Je n'ai pas non plus choisi une de ces formules de mini-définitions succinctes qui aboutissent à des recettes simplistes et caricaturales. Le choix de la présentation en petits chapitres dédiés chacun à un mot-clé répond donc d'abord à un souhait de clarté et de facilité de lecture. Mais il laisse également le champ nécessaire au développement des explications des mécanismes en cause et à l'explication des avis proposés. Chacun des 53 mots-clés est abordé en totalité en un petit nombre de pages. Lorsqu'un autre mot-clé est utilisé dans le texte il est identifié par un astérisque.

Je souhaite que la lecture des *Mots du mal de dos* aide les lombalgiques à comprendre pourquoi ils ont mal : c'est un préalable indispensable pour mieux se soigner et éviter les rechutes. J'espère aussi que le lecteur sera convaincu qu'en lui transmettant des recommandations thérapeutiques établies scientifiquement, je le guide sur le chemin de la sécurité. Mais je suis aussi conscient que les données statistiques sont insuffisantes : l'approche individuelle reste indispensable.

C'est pourquoi j'ai tenu à intégrer de nombreux cas cliniques réels dans les mots-clés. En le faisant, mon but était de faciliter la compréhension mais aussi d'apporter aux personnes en quête de solutions l'éclairage de témoignages vécus avec leurs difficultés, leurs succès et parfois leurs échecs.

Enfin, je reste convaincu que guérir le mal de dos n'est possible qu'en dépassant le cadre de la résolution des problèmes mécaniques articulaires de la colonne vertébrale. La guérison s'obtient par une approche globale de la personne, de son histoire, de ses pathologies, de son mode de vie, de ses goûts et de sa psychologie. Finalement, il revient à chaque patient de faire ses propres choix de prise en charge avec l'aide de ses médecins, kinésithérapeutes et autres acteurs du soin.

A

ACUPUNCTURE

L'acupuncture occupe une place originale au sein des nombreux moyens utilisés de nos jours pour soulager la douleur. Auréolée du mystère de ses bases théoriques élaborées il y a plus de deux mille ans en Chine, elle est considérée par certains comme un remède efficace contre toutes les douleurs et qui a l'avantage d'être dépourvue d'effets secondaires. Pour d'autres, ce n'est qu'une des diverses thérapeutiques dites alternatives, ou « non conventionnelles », à la mode qui sont proposées sans être fondées sur des preuves établies.

Au début de mon internat, j'ai eu le privilège de faire mon service national en tant que médecin au Maroc dans le cadre de ce que l'on appelait alors la « coopération ». Un soir, je fus invité, comme les autres médecins de l'hôpital, à une conférence à l'ambassade de Chine. Le but des diplomates chinois était clairement de faire la promotion de la médecine traditionnelle de leur pays. Ils ont projeté un film montrant une appendicectomie pratiquée sous « anesthésie par acupuncture ». J'en ai gardé un souvenir précis. Le cameraman centrait beaucoup sur les mains du chirurgien dans le champ opératoire ainsi que sur l'acupuncteur qui mobilisait des aiguilles sur la main et le bras de l'opéré. Mais le visage du patient n'apparut qu'à la fin du film. Et pour cause ! Il était couvert de sueurs, les yeux grands ouverts ; il était manifestement en proie à la souffrance et à l'angoisse, malgré un terrifiant rictus à l'évidence imposé. La démonstration n'était vraiment pas convaincante !

Une dizaine d'années plus tard, à l'hôpital Cochin, à Paris, on nous annonce la visite d'une délégation de médecins chinois comprenant un « maître » reconnu dans le monde de l'acupuncture. L'interprète nous dit que cet éminent praticien est disposé à montrer son art. Un patient était cloué au lit par une sciatique extrêmement douloureuse. Il devait être transféré le lendemain matin en neurochirurgie pour en être opéré d'une hernie discale. Au moment où nous sommes allés lui parler la douleur était très forte ; il a accepté de se soumettre à cette tentative. L'acupuncteur a placé une aiguille dans la région du poignet et l'a agitée. Quelques minutes plus tard le malade ne souffrait presque plus. Il s'est levé et a fait quelques pas. Les acupuncteurs français présents, sidérés, disaient n'avoir jamais rien vu de semblable. Après une accalmie d'une heure environ la douleur est revenue, comme nous l'avait d'ailleurs annoncé le maître chinois. L'histoire se termine par la guérison du patient après la cure de sa hernie discale.

Mais ces récits, dont je garantis l'authenticité, ne sont après tout que des cas isolés. Ils ne prouvent rien ni dans un sens ni dans l'autre. Ce qu'il importe de savoir, c'est si l'acupuncture a vraiment démontré son efficacité dans les douleurs du dos, dans le cadre rigoureux de la médecine basée sur les preuves.

La littérature médicale récente est très riche en publications sur l'acupuncture dans différentes situations médicales ; le plus grand nombre d'entre elles provient de Chine, mais aussi d'Europe (Allemagne en particulier) et d'Amérique du Nord. La base internationale medline, qui est la référence en matière de publications médicales, comporte entre 50 et 100 publications par an sur l'acupuncture dans les douleurs du dos. Ceci traduit d'une part la grande diffusion de l'usage de cette technique mais aussi les difficultés posées par son évaluation rigoureuse. Si l'on veut prouver son efficacité, il faut appliquer à l'acupuncture les principes des Essais Cliniques Randomisés Contrôlés, dont le but principal est de compenser l'effet placebo. En effet comparer l'acupuncture à l'absence de traitement ou à un traitement traditionnel n'a que peu d'intérêt en raison de l'importance de son effet placebo. Cependant, il est tout à fait possible de réaliser des essais contrôlés comparant l'acupuncture « vraie » à une acupuncture « factice » dans laquelle les aiguilles sont, par exemple, posées à côté des points ou seulement en superficie. S'il s'agit d'une acupuncture par pression, il est également possible de la réaliser un peu à côté du point par exemple. Mais ces procédés ne permettent quand même pas d'obtenir les conditions d'une comparaison « en double aveugle » parfaite. En effet « l'aveugle » n'est obtenu que chez le patient qui ignore a priori si l'aiguille est ou non bien placée, alors que le praticien sait s'il effectue une acupuncture réelle ou factice. Ce sont ces types d'essais thérapeutiques qui servent de base à l'évaluation de l'acupuncture dans les douleurs du dos. Quels en sont les résultats ?

Commençons par la lombalgie aiguë ou lumbago*. La douleur survient brutalement comme un coup de poignard et elle peut bloquer tout mouvement ; mais elle ne dure pas plus de quelques heures à forte intensité. Sous l'effet de la prise d'un antalgique ou d'un AINS et d'un court repos, elle aura, dans la majorité des cas, disparu en moins de deux à trois jours. L'acupuncture peut-elle raccourcir ce délai de guérison, ou tout simplement éviter la prise de médicaments ? Peu d'études cliniques rigoureuses ont été réalisées dans cette direction. Et les résultats de ces travaux sont négatifs : ils ne concluent pas à un intérêt de l'acupuncture dans la lombalgie aiguë.

Les lombalgies ou les dorsalgies chroniques pourraient représenter une meilleure indication de l'acupuncture, puisque cette technique se pratique habituellement dans un programme de plusieurs séances successives pour renforcer son effet. Une revue publiée en 2020 par des auteurs en majorité chinois dans la prestigieuse base de données médicales Cochrane résume l'ensemble des essais thérapeutiques récents évaluant l'acupuncture dans les lombalgies chroniques. Un premier groupe d'études montre globalement que l'acupuncture fait mieux que l'absence de tout traitement. Mais la différence n'est que modérée ; or il ne faut pas oublier que c'est la situation dans laquelle on s'attendrait à un effet placebo maximal en faveur du traitement.

Quand l'acupuncture vraie est comparée à l'acupuncture factice, les études ne montrent pas de différence significative dans leurs effets ni sur la douleur, ni sur la souplesse du rachis. Autrement dit, l'acupuncture ne fait pas mieux que le placebo. Finalement, l'analyse rigoureuse de 33 essais thérapeutiques ayant inclus environ 9 000 patients aboutit à l'absence de preuve d'une efficacité cliniquement significative de l'acupuncture dans les lombalgies et les dorsalgies chroniques.

En résumé, l'effet thérapeutique de l'acupuncture dans les douleurs du dos n'est pas démontré. En France les recommandations récentes de la Haute autorité de Santé (HAS) sur la prise en charge des lombalgies comportent la phrase suivante : « L'acupuncture, l'acupression et la puncture sèche n'ont pas démontré d'efficacité sur l'évolution de la lombalgie. » C'est d'ailleurs aussi la conclusion du National Institute for Health and Care Excellence (NICE), équivalent britannique de la HAS.

Certains patients font cependant le choix personnel de tenter cette approche thérapeutique qui ne comporte pratiquement aucun risque d'effets secondaires ou de complications, ce qui la rend intéressante pour les personnes les plus fragiles et les femmes enceintes.

ANTALGIQUES ET ANTI-INFLAMMATOIRES

Avaler un comprimé ou une gélule antidouleur pour soulager son mal de dos paraît être une évidence. En fait, les choses ne sont pas si simples. Si certains médicaments sont souvent pris sans prescription médicale, cela ne signifie pas qu'ils sont dénués de risque. Un antalgique est un médicament, ce qui veut dire qu'il doit être pris à la dose efficace mais aussi qu'il peut provoquer des effets indésirables qu'il vaut mieux connaître. Les médicaments antalgiques ne sont plus « en vente libre » ; depuis le 15 janvier 2020, ils peuvent toujours être dispensés sans ordonnance par le pharmacien, mais ne sont plus en accès direct. L'automédication est en quelque sorte encadrée : le pharmacien retrouve ici son rôle de conseiller. Cette décision a fait suite à la survenue de complications graves consécutives à des prises de paracétamol et d'anti-inflammatoires non stéroïdiens en automédication.

Cet article est consacré aux antalgiques les plus courants : le paracétamol, les anti-inflammatoires non stéroïdiens (AINS) et l'aspirine. Les opiacés et les substances assimilées seront envisagés dans une autre entrée.

Quand on est lombalgique, il faut être conscient du fait que le médicament antalgique n'a qu'un objectif : soulager une douleur aiguë. Ce n'est pas le traitement du mal de dos. Il ne faut pas dramatiser, même si la douleur est aiguë. Se sentir limité dans les mouvements de flexion extension de la colonne vertébrale a de quoi inquiéter, mais cela passera en quelques heures ou au plus quelques jours. La prise d'antalgiques doit donc rester limitée à une durée la plus courte possible.

Les médicaments n'ont pas d'effets sur l'évolution du mal de dos à moyen ni à long terme. La prévention des rechutes repose sur l'activité physique, la correction de postures ou de positions inadéquates au cours des efforts ou du travail. Cependant, en limitant la durée du repos* imposé par la douleur, le traitement antalgique permet de reprendre plus vite ses activités et la rééducation ; or ce sont là deux facteurs favorables à la guérison rapide de l'épisode et à la prévention des rechutes.

Le paracétamol

Le paracétamol est le médicament recommandé en première intention au cours d'une lombalgie aiguë. Mais sa réputation de bonne tolérance n'est vraie que si l'on n'excède pas 3 grammes par jour. Sachant que la durée d'action du paracétamol n'est que de quelques heures, il faut rester vigilant pour ne pas dépasser cette dose maximale quotidienne en répétant les prises de comprimés. Si l'on prend des doses unitaires d'un gramme, il faudra se limiter à trois prises dans les 24 heures. En cas de surdosage, le paracétamol peut provoquer une maladie hépatique grave. Il est particulièrement dangereux si on a déjà une maladie hépatique : dans ce cas, les doses doivent être adaptées par un médecin. Il en est de même en cas d'insuffisance rénale.

En dehors de cela le paracétamol est bien toléré si le traitement est de courte durée. Il existe de nombreuses marques commerciales et de génériques du paracétamol qui ne diffèrent que par l'aspect extérieur ou le support (comprimé ou gélule) et ont la même efficacité. Attention à bien repérer qu'il s'agit toujours du même produit malgré les noms différents car beaucoup de gens qui dépassent les doses le font sans se rendre compte que leurs différents médicaments contenaient tous du paracétamol. D'autre part, les associations de paracétamol à d'autres substances et notamment à la codéine posent les problèmes liés à la prise d'opiacés (voir « opiacés* »).

Les anti-inflammatoires non stéroïdiens (AINS)

Les anti-inflammatoires non stéroïdiens (AINS) sont aussi dotés d'un effet antalgique, qu'il y ait inflammation ou pas. C'est pourquoi on peut en prendre dans le cas d'une lombalgie aiguë commune alors que l'inflammation n'y joue pas un grand rôle. En France, les anti-inflammatoires les plus couramment utilisés comme antalgiques sont ceux qui contiennent de l'ibuprofène, du kétoprofène ou des molécules voisines à doses faibles (en général 100, 200 ou 400 milligrammes par gélule ou par comprimé). Au-delà de ce dosage faible le médicament doit être prescrit par un médecin. En effet, le rapport bénéfice/risque des anti-inflammatoires non stéroïdiens est moins bon que celui du paracétamol. Leur toxicité la plus fréquente est digestive : maux d'estomac, surtout, mais aussi troubles intestinaux.

Les anti-inflammatoires non stéroïdiens peuvent aussi être toxiques pour les reins, le cœur et les artères et modifier la coagulation du sang. En cas de prise d'un traitement médicamenteux régulier pour une maladie chronique, il faut s'assurer auprès du médecin ou du pharmacien qu'il n'y a pas de risque à y associer un AINS. Un autre effet indésirable, insuffisamment connu, est le risque d'aggravation d'une infection bactérienne. C'est pour cette raison qu'il ne faut pas prendre d'AINS sans avis médical en cas de fièvre. Enfin, les anti-inflammatoires peuvent provoquer des allergies cutanées. Les prises de 200 ou de 400 milligrammes peuvent être répétées dans la journée sans dépasser la dose totale indiquée dans la fiche d'information. Il n'est pas justifié d'associer systématiquement un médicament « protecteur gastrique » et encore moins un anti-ulcéreux à la prise d'AINS. Si des douleurs gastriques ou d'autres troubles digestifs surviennent, il faut arrêter la prise d'AINS et demander un avis médical. En fait, pour réduire les risques de toxicité, il vaut mieux s'en tenir à une règle simple : limiter les doses d'anti-inflammatoire au minimum efficace sur le symptôme douloureux pour la plus courte durée possible.

L'aspirine

L'aspirine représente un troisième choix possible ; mais c'est un traitement difficile à manier en auto-médication. L'effet antalgique de l'aspirine à la dose unitaire d'un gramme est avéré. Ce qui pose un problème avec l'aspirine, c'est sa tolérance médiocre. Les maux d'estomac sont plus fréquents qu'avec les AINS. D'autre part, l'aspirine modifie la coagulation sanguine ce qui peut provoquer des saignements ou les rendre plus importants en cas d'accident. La liste des effets indésirables potentiels de l'aspirine est assez longue et est facilement accessible sur la fiche d'information contenue dans la boîte de médicament. Comme pour les anti-inflammatoires, l'auto-médication par l'aspirine n'est pas recommandée chez les personnes prenant un traitement pour une maladie chronique.

La sciatique* (comme la cruralgie*) résulte le plus souvent d'une irritation de la racine nerveuse au contact d'une hernie discale* ou d'une arthrose* entre des vertèbres lombaires. Il en résulte une douleur névralgique le long du trajet du nerf. Dans le cas de la sciatique, la douleur part du bas de la région lombaire, descend de la fesse jusqu'au pied. La douleur crurale est différente : elle touche le devant de la cuisse pour s'arrêter au genou. Ces douleurs névralgiques sont parfois très pénibles, voire terriblement fortes. On sort ici du contexte de l'automédication : c'est à votre médecin de guider le traitement d'une sciatique ou d'une cruralgie. Certes, le paracétamol et les AINS à dose antalgique peuvent s'avérer utiles pour diminuer la douleur. Mais c'est loin d'être toujours suffisant. Il est même parfois nécessaire, dans les sciatiques les plus douloureuses, d'avoir recours à un antalgique majeur de la classe des opiacés*. Quant au traitement par anti-inflammatoires à fortes doses, il est ici particulièrement justifié pour dissiper l'inflammation existant au contact de la racine nerveuse. Mais les AINS à dose anti-inflammatoire ne sont pas toujours assez puissants pour réduire cette inflammation. Dans ces cas, le médecin prescrit un corticoïde* en prise buccale pour une courte durée. L'inflammation locale peut aussi être traitée par une infiltration* locale de corticoïde.

Dans les cas où les poussées de lombalgie se répètent à court terme et deviennent de plus en plus prolongées, le bon usage des antalgiques ou des AINS s'avère délicat. Leur efficacité à court terme peut rester satisfaisante, quoiqu'elle ait tendance à diminuer avec le temps. Mais surtout, les antalgiques et les AINS n'ont aucun effet sur la durée des poussées douloureuses ni sur leur pronostic à long terme. Ils ne guérissent pas la lombalgie. Répéter les prises d'antalgiques ou d'AINS n'aboutirait qu'à augmenter le risque d'intolérance voire de toxicités sérieuses par accumulation des doses. De plus, il a été montré que traiter obstinément le symptôme douloureux de manière isolée fait passer au second plan les méthodes thérapeutiques les plus efficaces telles que l'exercice physique et la rééducation.

Certains patients, après des années d'évolution, et souvent à cause de traitements inadaptés, finissent par être atteints d'un syndrome de douleur chronique. C'est une complication redoutable de la lombalgie. On leur prescrit alors des médicaments spécifiques recommandés dans les autres douleurs chroniques : certains antidépresseurs et antiépileptiques. Ces traitements font souvent partie d'un programme thérapeutique coordonné associant des méthodes non médicamenteuses telles que l'hypnose*.

En fait, c'est en amont qu'il faut agir. Dès les premiers épisodes de lombalgies aiguës, il faut se persuader de l'importance de la prévention des rechutes et du passage à la chronicité. Cette prévention n'est pas basée sur les médicaments. Elle résulte avant tout des modifications du style de vie : le contrôle du poids, l'activité physique l'exercice de sports recommandés, l'ergonomie au travail. Si besoin, la kinésithérapie, la rééducation ou d'autres méthodes thérapeutiques viendront renforcer et soutenir ce qui reste incontestablement un effort personnel.

ARRÊT DE TRAVAIL

La situation des arrêts de travail pour lombalgie en France est illustrée par cet extrait du préambule du rapport 2019 de l'Institut National de Recherche et Sécurité (INRS) : « [...] les messages diffusés alourdissent exagérément les conséquences de ces douleurs ; d'autre part les actions de prévention menées jusqu'à maintenant n'ont abouti à une baisse ni de la fréquence des lombalgies ni de la durée des arrêts de travail. » L'INRS est un institut de recherche en santé au travail dépendant de la CNAM administré paritairement par des représentants des salariés et des employeurs ; il peut être considéré comme impartial. Ce constat pessimiste implique clairement que les arrêts de travail pour lombalgies sont trop nombreux. Ils ont augmenté entre 2005 et 2017 passant de 13 à 18 % de l'ensemble des arrêts maladie, soit 12 millions de journées de travail perdues par an. Le constat est encore plus frappant en ce qui concerne les arrêts de travail de longue durée : les lombalgies sont la cause de 20 à 30 % des arrêts de travail de plus de six mois. Est-il possible de diminuer le nombre d'arrêts de travail pour lombalgie ?

Un arrêt de travail est une prescription médicale ; elle est basée sur l'évaluation, par le médecin, de l'incapacité du patient à continuer ou à reprendre son travail. Il s'agit d'éviter au malade de fournir des efforts nuisibles à sa guérison qu'ils soient liés au travail lui-même ou aux trajets. La prescription a des conséquences légales et financières car elle implique le versement d'indemnités compensant, le plus souvent en partie, le manque à gagner du salarié. Nul ne saurait sérieusement discuter le fait que cette disposition représente un progrès social et sanitaire considérable.

Une étude française consacrée aux consultations en médecine générale permet de connaître la situation de terrain en matière de prescription d'arrêts de travail. Sur 1 800 arrêts de travail prescrits par des médecins généralistes, les douleurs dorso-lombaires arrivent en tête des motifs de prescription et représentent 11 % de l'ensemble des arrêts prescrits.

Pour le généraliste, prescrire un arrêt de travail est plus complexe et stressant que le public ne l'imagine. Car il ne dispose pas toujours d'informations suffisantes sur la situation personnelle du patient ni sur ses conditions de travail. La difficulté de la situation est généralement aggravée par le manque de temps. Il est hautement probable que dans les situations non tranchées, le médecin a plutôt tendance à prendre la décision de prescrire un arrêt. En effet, la non-prescription comporte le risque de priver le patient d'un élément de soins. De plus, le refus de prescription d'un arrêt de travail nécessite de fournir au patient des explications souvent difficiles à accepter dans un tel contexte.

Les médecins et les organismes de santé s'accordent généralement pour considérer que trop d'arrêts de travail sont prescrits pour lombalgie. Or si excès il y a, les dommages ne s'observent pas seulement en termes de société et d'économie. Les premières victimes sont les patients eux-mêmes. Les experts sont tous d'accord sur le fait qu'en cas de lombalgie aiguë, le repos doit être le plus bref possible. La reprise précoce des activités dont le travail lui-même est un facteur non seulement de guérison immédiate plus rapide mais aussi de prévention des rechutes et d'évolution vers la chronicité. C'est pourquoi les messages des sociétés savantes de Médecine Générale, de l'INRS de la HAS et de l'assurance maladie encouragent les médecins à limiter la durée des arrêts de travail initiaux et à être extrêmement prudent en matière de renouvellement. Mais aucune tentative de limitation des arrêts ne peut avoir la moindre chance de réussir sans la participation volontaire des malades. Il faut qu'ils soient eux-mêmes convaincus que leur intérêt n'est pas de bénéficier du repos le plus long possible. Un effort majeur d'information est à faire en ce sens auprès du public avec l'appui et la participation active des organismes d'État, des services de Santé au Travail et des organisations professionnelles.

Addendum : Rappel de quelques informations utiles sur l'arrêt de travail

- L'arrêt maladie – couramment appelé arrêt de travail – est un certificat délivré par le médecin en cas de maladie empêchant la poursuite du travail. L'employé doit en informer son employeur et la Sécurité sociale dans les 2 jours.
- Les indemnités journalières compensent la perte de salaire et sont versées pour partie par l'employeur et pour partie par la Sécurité sociale.
- Les obligations de l'employé sont de respecter l'interdiction de travailler et, selon les cas, de restrictions de sortie. Il peut être contrôlé par la Sécurité sociale.
- La reprise du travail se fait en général sans visite médicale.
- Le délai de carence est le nombre de jours pendant lesquels le salarié ne touche pas d'indemnités journalières de la Sécurité sociale. Dans le secteur privé, ce délai est de trois jours : les indemnités de la Sécurité sociale sont perçues à partir du quatrième jour. Dans le secteur public, le délai de carence est réduit à un jour. S'il s'agit d'un Accident du travail, il n'y a pas de délai de carence.

N.B. Toutes les informations officielles sur ce thème et leurs mises à jour sont disponibles sur le site du Service public (www.service-public.fr) et sur celui de la Sécurité sociale (www.ameli.fr).

ARTHROSE VERTÉBRALE, CANAL LOMBAIRE RÉTRÉCI

« L'arthrose, ce sont les rides du squelette ! » disait un de mes patrons. En vieillissant, c'est inéluctable : tout le monde en a. L'arthrose est un phénomène dégénératif qui aboutit à une destruction progressive du cartilage. Avec le temps, les processus cellulaires qui permettent au cartilage de se régénérer deviennent moins efficaces. Le tissu cartilagineux perd sa souplesse et sa résistance ; il se fissure et s'amincit, ce qui perturbe le fonctionnement articulaire. Le tissu osseux situé au voisinage de l'articulation réagit à ces modifications en produisant de l'os en excès : ce sont les ostéophytes.

En dehors de l'âge, d'autres facteurs peuvent favoriser l'arthrose : les contraintes mécaniques d'origine professionnelle et sportive, l'obésité, les traumatismes, certaines maladies comme le diabète ou la polyarthrite rhumatoïde. Il existe aussi une prédisposition familiale à certaines arthroses comme celles des doigts et du genou.

L'arthrose peut affecter toutes les articulations. Tout le monde connaît l'arthrose de la hanche qui peut heureusement bénéficier de la pose d'une prothèse. Les autres articulations souvent touchées par l'arthrose sont celles des doigts et des genoux. Le diagnostic d'arthrose se fait sur les radiographies simples ; les examens d'imagerie plus sophistiqués tels que scanner ou IRM sont nécessaires uniquement pour évaluer les complications de l'arthrose et prendre les décisions thérapeutiques, surtout chirurgicales. Aucune analyse biologique ne permet le diagnostic d'arthrose. Quand le médecin prescrit des examens de sang, c'est pour éliminer tout doute sur une autre maladie.

L'arthrose vertébrale

C'est la plus fréquente de toutes les localisations de la maladie. Nos vertèbres sont posées les unes au-dessus des autres. Mais elles ne sont pas emboîtées, elles sont articulées, ce qui permet à notre colonne vertébrale d'être mobile. Entre deux vertèbres il y a trois articulations. La plus grosse est située entre le plateau supérieur de la vertèbre du dessous et le plateau inférieur de celle du dessus ; elle abrite le disque intervertébral. Les deux autres articulations (une de chaque côté) relient en arrière les arcs osseux d'une vertèbre avec ceux de sa voisine. L'arthrose peut donc affecter soit l'articulation disco-vertébrale entre les plateaux soit les articulations postérieures.

L'arthrose est visible sur plus de la moitié des radiographies des personnes de plus de cinquante ans et sur la quasi-totalité de celles des octogénaires Mais dans la majorité des cas, les radios montrent surtout des excroissances sur les bords des plateaux des vertèbres, qu'on appelle les ostéophytes. Ils sont faciles à distinguer sur les radiographies de profil de la colonne vertébrale avec leur forme de crochets blancs qui leur a valu d'être communément appelés « becs de perroquet ». Ces derniers n'ont en général aucune autre conséquence que de nous rappeler que nous n'avons plus vingt ans ! Ils n'occasionnent aucune douleur ni complication, sauf dans certains cas rares où ils se développent verticalement jusqu'à fusionner entre eux[1]. Les becs de perroquet des vertèbres dorsales et lombaires ne sont pas les responsables des lombalgies ni

1. Cette fusion des ostéophytes intervertébraux s'appelle l'hyperostose vertébrale engainante : elle cause une raideur rachidienne.

de la raideur de la colonne vertébrale les plus courantes. Dans la majorité des cas, la lombalgie commune est due à des contractures et étirements musculaires et ligamentaires. Quand la lombalgie est due à une anomalie de l'articulation entre les plateaux vertébraux, c'est le plus souvent la dégénérescence discale qui est en cause. La destruction du disque peut provoquer une hernie, elle-même responsable de la principale complication des lombalgies : la sciatique.

Cependant l'arthrose des articulations postérieures peut parfaitement être la cause de douleurs lombaires. Celles-ci sont différentes de celles de la lombalgie commune car moins souvent aiguës et plus durables. Une de leurs caractéristiques est d'être déclenchées ou réveillées par les mouvements d'extension du rachis, c'est-à-dire le fait de courber le dos en mettant la tête en arrière ce qui fait creuser la région lombaire (lordose) et entraîne une contrainte sur les articulations postérieures[2]. Une autre conséquence néfaste possible de l'arthrose postérieure est que les ostéophytes qu'elle produit viennent rétrécir un espace relativement étroit qui sert de passage à la racine nerveuse. Ceci est particulièrement le cas entre les deux dernières vertèbres lombaires et ainsi qu'entre la dernière lombaire et la première vertèbre sacrée. C'est précisément à ces niveaux que passent les racines du nerf sciatique. L'inflammation causée par le contact entre les lésions arthrosiques et la racine comprime cette dernière et c'est la deuxième grande cause de la sciatique après la hernie discale. Les deux peuvent d'ailleurs être associées.

2. Le terme médical complet est « l'arthrose inter-apophysaire postérieure ».

Le canal lombaire rétréci

Le développement des ostéophytes produits par l'arthrose peut réduire l'espace qui contient les racines nerveuses lombaires en arrière des corps vertébraux : cela provoque ce qu'on appelle un canal lombaire rétréci.

Il arrive, en outre, que l'arthrose soit associée à un spondylolisthésis*, c'est-à-dire au fait qu'une vertèbre a glissé en avant de celle du dessous. Le glissement entraîne un décalage des vertèbres les unes par rapport aux autres ce qui déforme le canal lombaire et contribue à son rétrécissement.

C'est l'histoire de Monsieur L., un homme d'une cinquantaine d'années. Il avait gardé un corps athlétique après avoir pratiqué beaucoup de sports dans sa jeunesse dont le tennis et le rugby. Il était entrepreneur dans le bâtiment et faisait beaucoup d'efforts physiques. Malgré cela, il avait pris avec le temps un certain embonpoint. Ce patient avait un long passé de lombalgies aiguës. Or depuis plus d'un an ses douleurs s'étaient modifiées : il souffrait maintenant de plus en plus souvent et pendant des périodes de plus en plus longues. Mais un nouveau phénomène s'était peu à peu développé : après avoir marché quelques centaines de mètres, il ressentait des douleurs derrière les cuisses qui augmentaient progressivement au point de l'obliger à s'arrêter. C'est ce que les médecins appellent la claudication radiculaire intermittente. Elle est due à une inflammation des racines du nerf sciatique ou du nerf crural qui sont comprimées dans un « canal lombaire rétréci ». Le diagnostic en est confirmé par l'IRM ou le scanner. Cette maladie peut bénéficier d'un traitement par anti-inflammatoires et infiltrations locales de corticoïdes. Mais pour mon patient, comme souvent d'ailleurs, cela n'a pas été suffisant et il a dû être opéré. L'intervention consiste à sectionner une partie des arcs vertébraux postérieurs, ce qui dégage un espace suffisant pour les racines. Plus de vingt ans après l'intervention, mon patient reste certes encore lombalgique de temps en temps, mais il n'a plus jamais eu de sciatique.

Le canal lombaire rétréci n'est pas toujours responsable d'une compression de racines nerveuses ; dans les cas sans complications, il n'est pas nécessaire d'intervenir. En revanche, ne temporisez pas si des troubles neurologiques tels qu'une perte de sensibilité ou de force musculaire ou surtout des difficultés sphinctériennes surviennent. Il faut alors consulter rapidement un médecin. Le traitement par la chirurgie est en général conseillé sans délai. Sinon, le grand risque est la compression des racines des nerfs des sphincters urinaire et anal en plus du nerf sciatique : c'est ce que les médecins appellent le « syndrome de la queue de cheval » ; sa complication majeure est l'incontinence.

Peut-on guérir l'arthrose ?

Malheureusement, il n'existe aucun traitement de l'arthrose. On trouve pourtant sans aucune difficulté, dans la presse et sur internet, des dizaines de descriptions de prétendus « traitements de l'arthrose ». Leur énumération exhaustive est quasi impossible. En voici quand même quelques exemples : régimes et suppléments alimentaires, extraits de plantes, extraits de moules, médicaments à base de chondroïtine, de glucosamine, d'extraits de cartilage et de collagène, homéopathie, huiles essentielles, eaux thermales…

et même l'injection de cellules-souches ! Tout ceci relève du charlatanisme ou au mieux de la naïveté.

Où en est la recherche scientifique sur l'arthrose ? Les chercheurs du monde entier planchent sur la question. Arrêter la dégénérescence du cartilage, voire permettre sa réparation, constituerait une avancée énorme pour la santé et un marché potentiellement colossal. Une des difficultés majeures est que les médicaments, qu'ils soient pris oralement ou par injection intramusculaire ou même intra-articulaire, n'atteignent pas leurs cibles, à savoir les cellules actives de la régénération du cartilage. Parmi les nombreuses solutions explorées, et qui sont encore au niveau de la recherche, on peut citer : les anticorps monoclonaux, les biomatériaux, les tissus produits par bio-ingénierie, la production de cellules cartilagineuses par thérapie cellulaire ou encore les injections intra-articulaires de médicaments inclus dans des nanoparticules.

Cependant, on sait traiter les conséquences de l'arthrose telles que les lombalgies compliquées ou non de sciatique par la rééducation, l'exercice physique approprié, la perte de poids, les mesures de prévention, les antalgiques et anti-inflammatoires et, si besoin, les infiltrations de corticoïdes. La chirurgie reste la dernière étape, parfois indispensable, de l'escalade thérapeutique.

ASSOUPLISSEMENT ET GYMNASTIQUE

La plupart des jeunes qui ont eu une lombalgie aiguë ont des radiographies normales. D'un autre côté, les lésions discales ou l'arthrose vertébrale peuvent causer des lombalgies : c'est incontestablement vrai mais ce n'est pas automatique. D'ailleurs, à partir de la cinquantaine, les pincements de disques et l'arthrose s'observent couramment sur les radios de personnes qui n'ont pas mal au dos.

Dans la majorité des cas, les douleurs du dos, et plus précisément les lombalgies, sont uniquement liées à des raideurs musculaires et ligamentaires. Dans les cas où une lésion discale ou arthrosique est en cause, la raideur intervient également.

Cette notion de raideur musculaire est connue depuis longtemps. Les lombalgiques eux-mêmes la ressentent. Mais la raideur ne se voit pas sur les radios ; il lui manque le pouvoir convainquant de l'image qui a fait le succès des pincements discaux et des lésions arthrosiques. Le médecin ou le kinésithérapeute peuvent tout à fait percevoir la contracture des muscles les plus superficiels ; mais il leur est difficile, par la simple palpation, de la quantifier. De plus, la contracture des groupes musculaires les plus profonds, notamment des lombes ou du bassin, échappe à la perception du clinicien. Différentes techniques d'imagerie ont confirmé la réalité des contractures musculaires au cours des lombalgies. Actuellement, grâce aux ultrasons (tels que ceux utilisés en échographie) on est même capable de mesurer précisément l'élasticité des muscles.

Des auteurs japonais ont mesuré la tension des muscles lombaires ainsi que diverses anomalies de la statique et de la rectitude du rachis chez des professionnels de santé. On sait que les soins et manipulations de patients comportent un haut risque de lombalgies chez les infirmiers et les aides-soignants. Cette étude a montré de manière objective et quantifiée que les professionnels de santé lombalgiques avaient une raideur anormale des muscles lombaires alors qu'il n'en était rien chez les soignants non-lombalgiques. Cette étude renforce donc la conviction que la raideur est bien le coupable principal des lombalgies.

Comment peut-on agir sur les contractures musculaires responsables d'une lombalgie aiguë? Disons-le d'emblée, la bonne solution ne vient pas des médicaments myorelaxants. Ceux qui sont utilisés dans certaines maladies neurologiques sont certes puissants mais totalement inadaptés au traitement des lombalgies, en particulier du fait d'effets secondaires non négligeables. On prescrivait autrefois aux lombalgiques des myorelaxants dérivés de médicaments tranquillisants de la famille des benzodiazépines ou apparentés. Cette prescription n'est plus recommandée et même contre-indiquée dans les lombalgies car son efficacité n'a jamais été prouvée. De plus, les benzodiazépines font courir un risque majeur de dépendance. Les médicaments dits myorelaxants, autrefois commercialisés dans cette indication, ont été retirés du commerce.

Le massage*, auquel peut s'adjoindre l'application externe de chaleur et de substances diverses, est utilisé depuis l'Antiquité dans le but de réduire les contractures et d'apaiser les douleurs aiguës du dos. On peut aussi agir sur la contracture par des mouvements d'étirements doux, effectués en se plaçant dans une position qui réduit les tensions sur la musculature du dos. En voici quelques exemples.

– La première position de repos consiste à s'allonger dos au sol, tête et tronc bien à plat, les bras le long du corps en posant les pieds et les mollets sur un siège, les genoux étant fléchis à angle droit.
– Dans la seconde position antalgique, le tronc et la tête sont posés à plat sur le sol de la même manière mais

les jambes sont repliées au maximum sur le ventre et maintenues enserrées par les deux bras.

– La troisième s'obtient en étant agenouillé au sol, le tronc penché en avant le plus possible (les fesses au plus près des talons) et en étendant progressivement les mains en avant sur le sol devant soi.

Dans tous les cas, il faut se détendre au maximum et respirer lentement ; on maintient la position le temps nécessaire pour obtenir un soulagement.

J'encourage vivement le lecteur, lombalgique ou non, de faire l'essai de ces positions en dehors d'une période douloureuse. C'est détendant, non pénible, voire plutôt agréable.

Mais une lombalgie aiguë a malheureusement des chances de se reproduire au cours de la vie, surtout si aucune mesure n'a été prise pour éviter de les déclencher. Les postures et les efforts qui favorisent les contractures musculaires doivent être identifiés et corrigées dans la mesure du possible. Mais ce n'est pas toujours facile, notamment au travail ; de plus les contractures ont tendance à s'auto-entretenir.

Il faut donc sortir de ce qui peut vite devenir un cercle vicieux qui risque d'aboutir à la chronicisation des lombalgies. Pour cela il faut redonner souplesse et efficacité aux mouvements du rachis.

C'est l'objectif de la gymnastique de prévention ; elle repose sur des principes simples.

Le premier est l'assouplissement des articulations du rachis par des mouvements en flexion, extension, rotation et inclinaison latérale. Il existe des exercices qui permettent de corriger la tendance à la lordose lombaire (cambrure) et d'autres destinés à favoriser la rectitude. Il est indispensable d'y associer un travail d'assouplissement du même type sur les articulations des membres inférieurs (hanches et genoux).

Le second principe est de renforcer les groupes musculaires essentiels à la tenue et au contrôle de la colonne vertébrale pendant les mouvements : les abdominaux, les muscles lombaires, les psoas, les fessiers ainsi que les quadriceps.

Ces principes se déclinent ensuite en différentes méthodes largement décrites et promues dans les magazines, les livres, la télévision et sur Internet. Sans connaissance préalable, le lombalgique aura bien du mal à choisir seul une méthode et encore plus à l'appliquer dans la durée avec succès. Je recommande vivement de passer par un professionnel, kinésithérapeute ou professeur d'éducation physique au moins dans la période initiale et aussi, de temps en temps, dans un but de réévaluation.

Les « écoles du dos » *(Back schools)* ont connu un grand succès dans les pays anglo-saxons et se sont répandues en France. Nées il y a plus de cinquante ans en Suède, elles proposent un programme éducatif de prévention des rechutes de lombalgies combinant apprentissage des bons gestes, postures et gymnastique. La fondation Cochrane a publié, en 2017, les résultats d'une analyse critique systématique de tous les essais cliniques comparant les effets des programmes des écoles du dos à la rééducation classique. La conclusion est que les écoles du dos ne procurent pas un meilleur résultat que la gymnastique : elle reste donc le traitement de référence.

Encore faut-il que la gymnastique soit bien faite, régulière (au moins trois fois par semaine) et poursuivie. La persévérance est un facteur fondamental de succès. Pour y parvenir, chacun choisira la solution adaptée à son cas particulier. Certains apprécient le travail en groupe que ce soit en salle ou en piscine. D'autres préfèrent l'exercice en petit groupe, voire seuls éventuellement aidés par la musique ou une application sur leur smartphone. Finalement, c'est la motivation qui reste la clé du succès. Et la raison majeure de se sentir motivé c'est d'être convaincu que la gymnastique est la seule méthode thérapeutique efficace des lombalgies chroniques.

B

BILAN DIAGNOSTIQUE

Vous avez pour la première fois une douleur du bas du dos ; c'est arrivé brutalement après avoir soulevé un objet lourd. C'est ce que l'on appelle un lumbago* aigu. Deux jours plus tard, vous n'avez plus mal. Faut-il faire des analyses ou des radios ? Si vous êtes jeune (disons moins de la cinquantaine environ) et en bonne santé, la réponse est non !

Les analyses de sang n'ont aucun intérêt : il est inutile de doser le taux de calcium ou de vitamine D. Quant aux radios, elles ont toutes les chances d'être normales ou bien de montrer de petites anomalies banales qui risquent d'inquiéter alors qu'il n'y a rien d'utile à faire. Même si certains peuvent trouver cela contre-intuitif, la vraie sécurité consiste à ne pas faire de radios dans ces circonstances.

Le contexte dans lequel les douleurs du dos sont apparues joue un rôle majeur dans la décision de prescrire ou non des radios ou des analyses.

Si la douleur est survenue après un traumatisme – un accident ou une chute –, les radios peuvent montrer un tassement* vertébral. Il est utile de le savoir, même si la guérison ne nécessite souvent pas de traitement particulier, ne serait-ce que pour éviter des inquiétudes en le découvrant sur des radios quelques années plus tard. Cela peut aussi avoir un intérêt vis-à-vis de votre assurance

Lorsque les douleurs sont répétées ou durables et difficiles à soulager, le médecin prescrit des radios pour rechercher une anomalie qui nécessite un traitement ou des précautions particulières. Les radios peuvent alors montrer une anomalie de courbure du rachis (scoliose, lordose ou cyphose), des pincements discaux ou de l'arthrose entre les vertèbres, ou encore un glissement d'une vertèbre (spondylolisthésis*). Ces diagnostics sont utiles à connaître car ils permettent de prescrire une rééducation plus adaptée et de préciser les mesures de prévention à adopter.

Au-delà de la cinquantaine, la survenue de douleurs du dos qui n'existaient pas auparavant ou qui s'intensifient incite toujours à rechercher une cause telle qu'une ostéoporose ou une maladie touchant les os, notamment un cancer. Le médecin prescrit pour commencer au moins des radios et des analyses de sang courantes.

Quel que soit l'âge, toute douleur du dos accompagnée de fièvre, de fatigue anormale ou de perte de poids chez une personne ayant une maladie évolutive déclenche la prescription de radios et d'analyses. Il peut s'agir d'une spondylodiscite infectieuse ou d'une spondylarthrite ou de toute autre maladie : dans ces cas, un bilan poussé et spécifique à chaque cas particulier est indispensable. En cas de sciatique* ou de cruralgie*, les radios sont nécessaires, mais elles ne sont pas suffisantes. C'est l'IRM ou le scanner qui montreront une éventuelle hernie discale* ou une compression de racine nerveuse par l'arthrose. Un diagnostic précis de la lésion responsable est indispensable pour choisir le traitement le plus adapté.

Revenons aux douleurs les plus fréquentes! Dans plus de 90 % des cas, les lombalgies sont uniquement dues à des tensions musculaires et ligamentaires bénignes liées aux postures et aux mouvements. Il n'y a aucune lésion visible sur l'imagerie* et aucun traitement local spécifique n'est indiqué. Aucun bilan n'est nécessaire.

C

CALCIUM ET VITAMINE D

Calcium, vitamine D et os forment un trio indissociable. Le calcium est le minéral essentiel de notre tissu osseux : c'est le principal composant des cristaux de phosphate de calcium (appelés hydroxyapatite) qui confèrent solidité et résistance à notre squelette. Quant à la vitamine D, elle est indispensable à la calcification des os. En effet, c'est elle qui permet l'absorption dans l'intestin du calcium contenu dans les aliments puis son incorporation dans les os.

Une carence en calcium ou en vitamine D pendant l'enfance conduit à un retard de croissance et au rachitisme. Chez l'adulte, un déficit en calcium ou en vitamine D entraîne également des maladies du squelette caractérisées par une fragilité osseuse et des fractures.

La plus grave, heureusement fort rare, est l'ostéomalacie qui entraîne une telle fragilité des os qu'ils se fracturent spontanément. L'ostéoporose, qui est beaucoup plus fréquente, résulte de multiples causes, dont la baisse des taux d'œstrogènes après la ménopause. Mais une carence en calcium ou en vitamine D contribue à son développement et empêche sa guérison.

Si la quasi-totalité du calcium se trouve dans les os, il est aussi présent dans tout notre organisme. Le calcium intervient dans le fonctionnement de nombreuses cellules dont celles du système nerveux, des muscles, des artères et les glandes produisant les hormones.

Besoins et apports en Calcium

Chez l'enfant les besoins en calcium augmentent au cours de la croissance pour atteindre leur maximum d'environ 1 200 mg/jour à 20 ans.

Chez l'adulte, ils se situent autour de 1 000 mg/jour en moyenne. Le calcium provient de l'alimentation. Les aliments les plus riches en calcium sont les produits laitiers suivis des fruits secs, des légumes verts, des fruits frais et de certaines eaux minérales. L'ANSES[1] fournit un tableau détaillé du contenu nutritionnel des aliments dans la table Ciqual (ciqual.anses.fr). Les besoins journaliers moyens d'un adulte sont couverts par la prise de trois produits laitiers (par exemple : un verre de lait, une part de fromage et un yaourt).

Que ce soit pour des raisons de goût, de diététique ou encore économique, tout le monde n'absorbe pas une quantité suffisante de calcium alimentaire. Il existe de nombreuses formes de suppléments alimentaires contenant du calcium

1. ANSES : agence Nationale de Sécurité Sanitaire de l'Alimentation de l'Environnement et du Travail.

en quantité modérée. Il est particulièrement important que l'apport soit suffisant pendant la grossesse et après 70 ans. Dans ces circonstances, si on n'est pas un grand consommateur de produits laitiers, il est recommandé de prendre des suppléments.

En cas de véritable carence, on dispose de médicaments contenant jusqu'à un gramme de calcium par comprimé.

Besoins et apports en vitamine D

Comme pour le calcium, les besoins dépendent de l'âge. Ils sont à leur maximum chez le petit enfant jusqu'à 3 ans puis à peu près stables pendant tout le reste de la croissance. Le nouveau-né et le nourrisson reçoivent systématiquement une supplémentation en vitamine D.

Chez l'adulte, la vitamine D reste indispensable à notre santé. En effet, une fois la croissance terminée, le squelette n'est pas un édifice définitivement achevé. Nos os sont constitués d'un tissu vivant en perpétuel remodelage. C'est un processus lent qui se fait sur une période de plusieurs mois chez l'adulte. C'est un chantier de démolition suivi de reconstruction du tissu osseux qui est réglé par plusieurs hormones en particulier par les œstrogènes. La vitamine D joue un rôle important dans le remodelage osseux en assurant l'absorption par l'intestin d'une quantité suffisante de calcium alimentaire et aussi en favorisant sa fixation sur les os. Les besoins en vitamine D augmentent au cours de la grossesse et l'allaitement ainsi qu'après 70 ans.

La majeure partie des besoins en vitamine D de l'adulte peuvent être fournis par sa synthèse grâce à l'exposition de la peau au soleil. Une trentaine de minutes par jour en moyenne sont suffisantes. Mais encore faut-il qu'au moins les bras soient découverts. De nombreux facteurs ont un effet négatif sur cette source de vitamine D : un ensoleillement annuel moyen insuffisant, le fait de sortir entièrement couvert ou encore d'avoir une peau foncée. Les personnes âgées qui sortent peu et s'exposent peu au soleil cumulent les obstacles à une synthèse suffisante de vitamine D.

L'alimentation peut fournir un apport complémentaire : les aliments les plus riches en vitamine sont les poissons gras et les produits laitiers. Dans les cas où les besoins ne sont pas couverts, une supplémentation peut être apportée par les médicaments sous forme de gouttes ou de comprimés.

L'excès de calcium ou de vitamine D sont-ils dangereux ?

Absolument ! Un excès de calcium dans le sang peut être dû à certaines maladies qui détruisent les os et le libèrent dans la circulation. Il peut aussi résulter d'erreurs diététiques ou d'un mauvais usage des suppléments de calcium ou encore d'une absorption accrue du calcium alimentaire secondaire à la prise excessive de vitamine D. Un taux de calcium sanguin trop élevé expose à des troubles digestifs, à des arythmies cardiaques et à des troubles neurologiques. De plus, un excès prolongé de calcium aboutit à des dépôts calciques dans différents organes, en particulier dans les reins causant des calculs et, à la longue, une insuffisance rénale.

Douleurs du dos et calcium

Le taux de calcium n'intervient pas dans les anomalies des disques intervertébraux* ni dans l'arthrose* qui sont à l'origine de lombalgies et sciatiques*. D'autre part, un taux bas de calcium sanguin ou une quantité insuffisante de calcium osseux ne causent pas directement des douleurs du dos. Lorsqu'un lombalgique lit sur le compte rendu d'une radio, « on observe des signes d'ostéoporose (ou de "décalcification osseuse") », il a tendance à penser que ses douleurs sont dues à ce manque de calcium sur ses vertèbres. Il n'en est rien. L'ostéoporose n'entraîne des douleurs que lorsqu'elle est compliquée de fractures. Sur la colonne vertébrale, ces fractures sont appelées tassements vertébraux*.

Toute maladie susceptible de fragiliser les os doit être diagnostiquée si possible avant la survenue des fractures. C'est ce que l'on fait vis-à-vis de l'ostéoporose en mesurant la densité des os par un examen indolore. Mais l'ostéoporose peut aussi être prévenue. Les moyens de prévention sont avant tout l'exercice physique, des apports calciques et en vitamine D suffisants et le traitement ostrogénique de substitution ; les facteurs à éviter sont l'excès d'alcool, le tabac et l'obésité. L'ostéoporose se soigne grâce à des médicaments puissants qui agissent directement sur le remodelage osseux ; mais on y associe généralement une supplémentation en calcium et en vitamine D.

Un grand intérêt a été porté récemment au rôle de la vitamine D dans les douleurs en général et dans celles du dos en particulier. Certains affirment qu'un déficit en vitamine D pourrait à lui seul favoriser les douleurs du dos ; mais cette opinion est controversée. Personne ne discute la logique de compenser un déficit patent en vitamine D quand il est prouvé. Cependant, il n'y a pas de justification à faire des dosages répétés de vitamine D chez des personnes en bonne santé. L'apport en vitamine D a aussi suscité un espoir dans la mesure où il pourrait agir comme traitement antalgique et anti-inflammatoire. Mais cette hypothèse n'est pas actuellement suffisamment étayée pour conseiller une supplémentation en vitamine D dans le seul but de soulager des douleurs du dos.

CANNABIS

Cela fait plus de dix ans qu'on peut se procurer légalement du cannabis dans certains États des USA et au Canada pour soulager ses douleurs, à condition d'avoir une prescription médicale. C'est ce qu'on appelle la *medical marijuana* (« cannabis à usage médical »). Certains prétendent que le nombre de consultations médicales pour des douleurs du dos a subitement augmenté quand l'autorisation a été donnée. Mais ce sont sans doute des mauvaises langues !

Plus récemment, les choses sont devenues encore plus simples puisque la détention et la vente du cannabis sont désormais légales, à des degrés divers, dans une dizaine d'États américains et dans quelques autres pays. Quant à la consommation à usage médical, elle est autorisée dans la plus grande partie de l'Amérique du Nord, en Suisse, aux Pays-Bas en Allemagne, en République Tchèque et en Israël. Enfin, plusieurs médicaments à base de cannabis sont commercialisés dans plusieurs pays. Il n'est pas question ici de participer aux débats suscités par la légalisation de ce qui est encore largement considéré comme un produit récréatif. Ce chapitre est consacré au cannabis et aux médicaments contenant des extraits de cannabis dans le cadre exclusif de leur utilisation thérapeutique comme antalgiques.

Le cannabis est-il antalgique ?

Le cannabis est avant tout consommé pour ses propriétés euphorisantes et les expériences psycho-sensorielles qu'il peut provoquer. Son action est très rapide quand il est inhalé ; c'est pourquoi il est en général fumé à l'intérieur d'une cigarette. Mais le cannabis a aussi un effet antalgique observé depuis l'Antiquité et aujourd'hui scientifiquement prouvé. Cette action est due aux propriétés de plusieurs molécules présentes dans le cannabis dont les plus importantes sont le cannabidiol et le tétrahydrocannabinol : on les appelle les « cannabinoïdes ». C'est d'ailleurs en étudiant les effets du cannabis que les neurologues ont identifié un ensemble de récepteurs, de substances et de voies du système nerveux humain auquel ils ont donné le nom de système endocannabinoïde. Or une des propriétés de ce système est précisément de participer au contrôle de la douleur. Les études en laboratoire ont confirmé que les cannabinoïdes agissent efficacement sur des modèles de douleurs expérimentales chez des animaux. Mais peut-on soulager suffisamment et durablement ses douleurs en consommant du cannabis ? Il est loin d'être aisé de le confirmer scientifiquement et de le quantifier chez les consommateurs d'extraits de plantes de cannabis. De plus, il faut dire que les médecins et les autorités ne recommandent pas de fumer du cannabis, à cause des risques que la cigarette représente pour la santé et aussi de la réprobation sociale générale qu'elle suscite. Cependant des études ont été faites avec des dispositifs permettant l'inhalation d'une quantité contrôlée et relativement purifiée d'extraits de plante. Globalement, le résultat des essais comparatifs est que l'effet antalgique existe bien mais qu'il est modeste et ne s'observe que dans les douleurs chroniques en particulier neuropathiques. Les résultats sont plus décevants dans les douleurs chroniques des cancers et dans les douleurs articulaires inflammatoires comme celles de la polyarthrite.

Il ne fait pas de doute que la libéralisation du cannabis en tant qu'antalgique a été une des réponses à la crise des opiacés que le monde entier et surtout les USA ont connue depuis une vingtaine d'années. L'usage excessif d'opioïdes dans les douleurs chroniques a causé des centaines de milliers de morts par overdose. Et les personnes devenues dépendantes se comptent par millions. Les laboratoires pharmaceutiques qui faisaient la promotion de ces produits comme Perdue qui commercialisait l'Oxycontin (oxycodone) ont manifestement « poussé » à la prescription en pleine connaissance des risques encourus par les malades. La crise a abouti à de nombreux procès dont la plupart sont en cours. Tout récemment, en juillet 2021, les laboratoires Johnson and Johnson ainsi que trois grands distributeurs de médicaments américains viennent de signer un accord avec la justice pour arrêter les poursuites contre eux. Ils ont pour cela accepté de verser au total 26 milliards de dollars aux plaignants. En outre, Johnson and Johnson ne pourra plus commercialiser d'opiacés ni les promouvoir. Or au moment où la crise des opiacés et ses conséquences dramatiques éclataient, les recherches effectuées sur les cannabinoïdes sont arrivées à point nommé. Ceux-ci devenaient logiquement des candidats au remplacement des opiacés. Il a d'ailleurs été montré que dans les trois États qui ont les premiers légalisé le cannabis médical (Oregon, Californie et Washington), la mesure a entraîné une baisse du nombre des morts par overdose.

Est-ce que le cannabis est dangereux ?

Les effets indésirables du cannabis sont surtout la somnolence, la sédation, la diminution de l'attention, la confusion, la désorientation et les nausées. On peut cependant ajouter à cette liste le risque d'accidents. Il est important de signaler qu'il n'y a pas de complication grave des cannabinoïdes aux doses utilisées en thérapeutique, tout au moins sur une courte durée.

En ce qui concerne la tolérance des médicaments proprement dits, on dispose d'un recueil des effets indésirables avec un recul de quelques années depuis leur commercialisation. Il s'agit du Sativex (nabiximols) indiqué pour diminuer la raideur chez des patients atteints de sclérose en plaques, du Epidiolex (cannabidiol) prescrit dans certaines formes rares d'épilepsie. On connaît aussi la tolérance des médicaments contenant un tetrahydrocannibinol commercialisés dans la prévention des nausées secondaires à la chimiothérapie ou contre l'anorexie et l'amaigrissement dû au SIDA. Globalement, les effets indésirables sont les mêmes que ceux observés après la prise ou l'inhalation de cannabis : sédation, somnolence, sensation vertigineuse, auxquelles s'ajoutent parfois de la diarrhée et une sécheresse de la bouche quand il est administré en spray buccal. Ces sensations ont tendance à diminuer après deux ou trois semaines. L'usage pendant la grossesse et l'allaitement est contre-indiqué. Peut-on devenir dépendant ? La consommation régulière et prolongée de cannabis peut conduire à une dépendance. En revanche, cette complication est rare chez les patients traités par des médicaments à base de cannabinoïdes.

Mais il faut rester prudent vis-à-vis des formulations contenant des cannabinoïdes prétendant être de médicaments alors qu'ils n'en sont pas. Les risques avec ces produits « naturels » ou préparations et ces pseudo-médicaments est que leur contenu en substances actives est imprécis et qu'ils n'ont fait l'objet d'aucune étude rigoureuse d'efficacité ni de tolérance.

Le cannabis et les cannabinoïdes sont-ils efficaces dans les douleurs du dos ?

L'effet antalgique des cannabinoïdes n'a été montré que dans les syndromes douloureux chroniques et surtout dans les douleurs de type névralgiques ou neuropathiques, mais il n'y a pas eu beaucoup d'études spécifiques dans les douleurs chroniques du dos.

En ce qui concerne les douleurs aiguës comme les lumbagos, le cannabis n'a pas montré d'action antalgique. Il n'y a donc aucune raison de prendre du cannabis sous quelque forme que ce soit pour soulager une douleur aiguë du dos.

Chez les personnes qui souffrent de lombalgies chroniques, même en mettant à part le fait que cela n'est pas légal en

France, on ne peut pas recommander actuellement l'usage du cannabis en s'appuyant sur des preuves scientifiques. Mais on peut constater que dans certains pays, des produits à base de cannabis sont largement utilisés dans les sciatiques et les lombalgies chroniques. Il est possible que les recherches en cours apportent des arguments en leur faveur.

CEINTURE LOMBAIRE

À l'époque de l'IRM, des anticorps monoclonaux et de la microchirurgie, le succès de la bonne vieille ceinture lombaire n'a pas faibli. La plupart des patients lombalgiques arrivent en consultation en portant leur ceinture ou me disent qu'ils en ont une chez eux. On trouve des ceintures en vente partout dans les grandes surfaces, les magasins de sport ou de bricolage et *via* de multiples sites sur internet. Si la ceinture a été prescrite par un médecin ou un kinésithérapeute, la Sécurité sociale et les mutuelles en remboursent une partie. Elle porte dans ce cas plus précisément le nom de ceinture de maintien lombaire (CML) et s'achète alors en pharmacie. Les ceintures de maintien lombaire homologuées sont en tissu élastique renforcé de « baleines » métalliques et pourvus d'un système d'attache en velcros. Elles existent en plusieurs hauteurs et longueurs ce qui permet une adaptation à la morphologie. On trouve aussi des ceintures non renforcées qui sont en tissu et dont l'intérêt médical est inconnu ou, à l'opposé, des ceintures corset plus hautes et très rigides destinées à des cas particuliers. Les études rigoureuses sur l'évaluation des ceintures au cours des lombalgies ont porté essentiellement sur les ceintures de maintien lombaire renforcées comparables à celles qui sont vendues en pharmacie.

Comment agit la ceinture ?

La ceinture exerce une compression élastique. Il s'ensuit une augmentation de la pression à l'intérieur de l'abdomen. Le rachis étant mieux soutenu, les contraintes diminuent au niveau des disques. Comme les douleurs lombaires sont souvent d'origine discale on conçoit que la ceinture puisse les réduire. D'autre part, la ceinture est pourvue de – ou renforts – qui lui donnent une certaine rigidité, ce qui favorise le maintien du rachis lombaire en rectitude. Ce blocage relatif a pour conséquence d'empêcher ou de limiter les mouvements extrêmes de la colonne lombaire. Cette limitation des mouvements est peut-être la principale explication de l'effet antalgique de la ceinture.

La ceinture effectue une partie du travail normalement dévolu aux muscles. Certains enregistrements de l'activité des muscles lors des mouvements confirment que les abdominaux et dorsaux sont partiellement mis au repos quand on porte une ceinture. Tout muscle restant en inactivité s'atrophie. Le port prolongé de la ceinture exposerait donc à une perte de masse musculaire. Les travaux récents ont confirmé ce risque de perte musculaire ; cette perte est plus nette pour les abdominaux que pour les muscles du dos.

L'autre risque de la ceinture est de faire obstacle à la pratique de l'exercice physique. C'est un obstacle plus psychologique que physique. L'immobilisation partielle du rachis donne un sentiment de sécurité qui conduit certains lombalgiques à favoriser l'économie de mouvements plutôt que l'activité physique. Or c'est précisément l'inverse qui est recommandé. Il ne faut jamais oublier que l'exercice physique est le seul traitement efficace de la lombalgie commune aiguë ou chronique.

La ceinture est-elle utile en cas de lumbago ?

La ceinture de maintien lombaire est reconnue par la plupart des sociétés scientifiques médicales et par les autorités de santé comme un traitement d'appoint de la lombalgie aiguë. La Sécurité sociale la prend en charge si elle a bénéficié d'une prescription. Cette reconnaissance de l'efficacité antalgique de la ceinture s'appuie sur un petit nombre d'essais thérapeutiques comparatifs. Les résultats de ces travaux sont en majorité positifs mais pas unanimement.

La ceinture de maintien lombaire est un des moyens de traiter le lumbago* aigu. Elle a un effet antalgique modéré mais prouvé qui peut permettre une économie de prise de médicaments. Il faut limiter le port de la ceinture aux périodes d'activité dans la journée. Elle ne doit pas être portée lorsqu'on est couché la nuit. Tout comme les médicaments antalgiques, la ceinture a pour objet de permettre au lombalgique de reprendre au plus vite les activités de la vie courante courantes. Dès que la phase de douleur aiguë est passée, le port de la ceinture est de moins en moins utile et pourrait même devenir néfaste s'il était prolongé.

La ceinture au cours de la grossesse*

Les douleurs du dos sont fréquentes au cours de la grossesse et il existe des ceintures de soutien spécifiquement conçues pour s'adapter à la morphologie de la femme enceinte. Toutefois, l'efficacité du port d'une ceinture sur la prévention ou le soulagement des douleurs du dos pendant la grossesse n'est pas rigoureusement prouvée. L'activité physique et certains sports sont généralement recommandés chez les femmes enceintes; la ceinture peut représenter une aide, mais ne doit pas les remplacer. Les femmes qui ont souffert de plusieurs épisodes de lombalgies ou de sciatique avant la grossesse ou au cours de grossesses antérieures doivent prendre l'avis d'un rhumatologue ou de la sage-femme sur la prévention adaptée à leur cas particulier.

La ceinture est-elle utile pour prévenir les rechutes ?

La ceinture a ses adeptes et ses septiques. Mais les opinions des uns et des autres ne reposent que sur des expériences personnelles ou des traditions locales. Certains lombalgiques mettent leur ceinture quand ils ont des efforts exceptionnels à accomplir ou lors d'un long trajet en position assise. Il n'est pas démontré que c'est efficace. Mais cela doit en tout cas rester ponctuel et limité à quelques heures.

Le port de la ceinture lombaire sur le lieu de travail est très répandu dans certains métiers impliquant des efforts de soulèvement répétés. Quand on interroge les travailleurs qui portent une ceinture sur leur motivation, ils répondent que la ceinture leur donne une sensation de stabilité et de sécurité.

Mais les résultats des évaluations rigoureuses n'apportent pas la preuve de l'efficacité de la ceinture lombaire. Les études comparatives randomisées réalisées en particulier chez des manutentionnaires ou des infirmières n'ont pas montré que le port prolongé de la ceinture représentait une prévention efficace des lombalgies. En outre, la très réputée Cochrane Library conclut son analyse des essais thérapeutiques publiés ainsi : la ceinture n'est pas efficace sur le soulagement de la douleur lombaire chronique, ni sur sa prévention.

Très récemment, des auteurs espagnols ont voulu explorer l'effet de la ceinture de la manière la plus objective possible. Pour cela, ils se sont basés sur des mesures précises de la mobilité de la colonne lombaire et de l'activité des muscles du tronc au cours des efforts. Les ouvriers d'une chaîne de montage qui ont accepté de participer à cette étude étaient tous lombalgiques. Ils ont porté au travail pendant deux mois soit une vraie ceinture de maintien lombaire soit une ceinture souple. Les résultats des mesures de l'activité des muscles et de la souplesse rachidienne par différents tests biomécaniques ont été identiques dans les deux groupes. Le port de la ceinture n'a donc produit aucun changement.

Finalement, l'intérêt de la ceinture de maintien lombaire se limite au soulagement de la douleur du lumbago. Dans la phase aiguë, elle a l'avantage de ne pas comporter beaucoup de risques et de limiter les médicaments. Elle n'est pas efficace sur la prévention ni sur le traitement des lombalgies chroniques. En outre, un usage trop prolongé risque d'être néfaste à la musculature et à la mobilité.

CHIRURGIE DE LA LOMBALGIE CHRONIQUE

La chirurgie peut être nécessaire dans certaines complications des lombalgies comme la sciatique* par hernie discale*, voire indispensable dans des compressions nerveuses qui occasionnent des paralysies. Mais ces affections et leurs indications chirurgicales sont traitées dans les « mots-clés » correspondants.

Quelle est la place de la chirurgie dans la situation courante des lombalgies devenues chroniques ? Il s'agit, selon la définition de personnes qui souffrent, de douleurs continues de la région lombaire depuis plus de trois mois ou bien de façon répétitive depuis plus de six mois ; les douleurs peuvent irradier vers la fesse, le bassin ou même la cuisse, mais sans véritable inflammation de racines nerveuses, notamment sans sciatique* ni cruralgie*. Enfin, chez ces patients, aucune autre cause que des lésions dégénératives des disques ou des articulations intervertébrales n'a été mise en évidence. Il faut voir les choses en face : il est des lombalgiques chroniques qui ne parviennent pas, pour diverses raisons, à être soulagés par les méthodes médicales et physiques. Un jour ou l'autre, parvenus au bout de ce qu'ils peuvent tolérer comme douleurs et handicap, ils poseront logiquement la question : « Docteur, est-ce qu'une opération pourrait me guérir ? » Une fois le mot chirurgie lancé, une série de questions doivent être soulevées. Que peut-on attendre de la chirurgie ? Ne plus avoir mal, bien sûr ! Ne plus être limité dans ses mouvements : retrouver une vie normale en étant, si possible, débarrassé des contraintes de la rééducation ou d'autres traitements. Les plus prudents ajouteront : combien de temps l'amélioration obtenue durera-t-elle ? Enfin, quelles sont les complications de la chirurgie, leur fréquence et leur gravité ? C'est le devoir du chirurgien d'informer le patient des risques de la chirurgie. En effet, toute chirurgie orthopédique comporte des risques spécifiques de complications rares mais potentiellement graves : les phlébites, les embolies pulmonaires et surtout les infections postopératoires. Les mesures de prévention par médicaments anticoagulants pour les phlébites et par antibiotiques pour les infections sont systématiques ; mais elles n'ont pas réduit ces risques à zéro. De plus chaque type de chirurgie implique des risques particuliers.

Quels sont les principaux types d'interventions ?

La fusion vertébrale (appelée aussi arthrodèse) consiste à souder les vertèbres sus et sous-jacentes du disque (ou des disques) abîmé(s) et douloureux. Le plus souvent le (ou les) disque(s) malade(s) sont enlevés au début de l'intervention. La fusion est obtenue par une greffe osseuse placée en arrière des vertèbres. La solidité de la greffe est assurée par des vis et des plaques. Le principe est que la suppression de toute contrainte sur cette portion de rachis fera cesser les douleurs. La fusion vertébrale est la plus ancienne des techniques chirurgicales utilisées dans le traitement des lombalgies ; elle a largement bénéficié des progrès récents en termes de matériaux et aussi de techniques chirurgicales qui sont aujourd'hui moins invasives et donc moins risquées. Mais la fusion vertébrale est-elle efficace ? C'est bien là le problème : il existe peu de preuves formelles de son efficacité à moyen terme et encore moins à long terme. Les grandes études publiées dans la littérature scientifique aboutissent à une même conclusion assez décevante : la fusion par greffon n'est pas supérieure à la prise en charge non chirurgicale incluant une rééducation intensive ni sur la douleur ni sur la récupération fonctionnelle. Cette performance médiocre s'explique avant tout par le fait que la fusion vertébrale provoque des contraintes anormales sur les disques situés au-dessus et en dessous de la greffe et, qu'avec le temps, elles entraînent une dégénérescence discale accélérée. En quelque sorte, le problème a peut-être été résolu à un étage mais il a été reporté plus haut et plus bas. Une dégénérescence des disques voisins s'observe entre 8 et 29 % des cas et le taux de réinterventions au bout de quelques années atteint jusqu'à 36 %. La technique de la prothèse discale a été développée précisément dans l'objectif de palier les conséquences néfastes qu'avait la fusion sur les disques sus et sous-jacents. Après ablation du ou des disques pathologiques, des plateaux métalliques capables de glissements horizontaux ont été mis en place pour les remplacer. La portion du rachis qui a été opérée garde ainsi de la mobilité. On observe encore des cas de dégénérescence discale au-dessus et en dessous, toutefois moins qu'avec la fusion. Les résultats globaux sur la douleur lombaire sont un peu meilleurs que ceux de la fusion mais restent décevants : la comparaison, après quelques années, entre les opérés et les patients traités médicalement ne montre pas de différence flagrante. La prothèse discale est une chirurgie délicate qui doit être pratiquée par un chirurgien spécialisé. Même dans les meilleures équipes, on observe des complications, notamment des descellements de l'implant. Il existe aussi des risques de lésion préopératoire de nerfs ou de vaisseaux sanguins. Enfin, les disques implantés finissent par s'user ; cette usure atteint jusqu'à 40 % des cas 10 ans après l'intervention. Il existe d'autres techniques chirurgicales rachidiennes basées sur la fixation de dispositifs entre les parties postérieures des vertèbres capables de combiner les avantages d'une stabilisation de la zone douloureuse tout en maintenant une dynamique rachidienne. Mais ces techniques ne donnent pas de meilleurs résultats sur la douleur et ont des taux de complications non négligeables, ce qui les fait réserver à des cas sévères, en particulier lorsqu'il existe des compressions neurologiques. Pour la HAS, ce type d'intervention n'a pas d'indication dans le cadre de la lombalgie chronique commune.

En conclusion, malgré tout le talent des chirurgiens et les progrès techniques récents, la chirurgie du rachis n'apporte pas la solution miracle qu'attendent les lombalgiques chroniques. On est bien loin des résultats de la chirurgie de l'arthrose de la hanche qui a un taux de succès durable supérieur à 80 %. Le lombalgique doit avant tout être traité sans chirurgie en privilégiant les méthodes non médicamenteuses telles que l'exercice physique et la pratique de sports adaptés, la rééducation, la réadaptation, et si besoin les méthodes de relaxation et la psychothérapie. La chirurgie peut être proposée au lombalgique en dernier recours dans des cas extrêmes quand la douleur reste intolérable après échec de toutes les autres méthodes de traitement. Je conseille aux patients de ne surtout pas se décider dans la précipitation. Je leur conseille aussi de s'appuyer sur les avis de plusieurs praticiens de spécialités différentes : le médecin traitant, le rhumatologue et bien sûr le chirurgien. Enfin, il faut absolument qu'ils soient clairement informés des résultats habituels de l'intervention et de ses risques immédiats et tardifs.

CORTICOÏDES

Les corticoïdes font peur ! Quand je prononce pour la première fois le mot devant un patient ou une patiente, je constate pratiquement toujours une réaction de recul voire de rejet. Les plus anciens revoient le visage bouffi et rouge du président Georges Pompidou à la télévision peu de temps avant son décès – il était traité par de fortes doses de corticoïdes pour une forme de cancer du sang. En fait, tout le monde sait au moins une chose sur les corticoïdes (ou « la cortisone ») : c'est que ce traitement comporte des risques. Les corticoïdes sont des médicaments puissants utilisés dans de multiples maladies aiguës ou chroniques y compris les plus graves. Leur pouvoir anti-inflammatoire et antiallergique peut sauver des vies dans certaines situations d'urgence. Mais c'est incontestable : les corticoïdes sont aussi des médicaments dangereux. Alors pour quelle raison ont-ils leur place dans ce livre ?

Soyons clairs, on ne prend pas de corticoïde pour traiter un lumbago ! Les médicaments antidouleurs de la lombalgie isolée aiguë sont le paracétamol et les AINS : les corticoïdes ne sont pas indiqués dans cette situation. Ce ne sont pas non plus les médicaments contre la douleur chronique*. Mais les corticoïdes peuvent s'avérer nécessaires dans certaines complications des lombalgies, en particulier dans les sciatiques*, les cruralgies* et le canal lombaire rétréci*. Leur intérêt vient de leur puissant effet anti-inflammatoire. C'est le meilleur moyen de réduire l'inflammation provoquée par le contact de la hernie discale ou de l'arthrose avec la racine d'un nerf. Une fois l'inflammation éteinte et la pression sur la racine levée, la douleur diminue. Nous prescrivons les corticoïdes uniquement après l'échec des autres traitements et en tenant compte des éventuels problèmes de tolérance de chaque patient. Il s'agit toujours d'un traitement bref limité à quelques jours. Vous constaterez qu'un traitement par corticoïdes ne s'arrête pas brutalement. On diminue les doses progressivement pour permettre aux glandes surrénales qui avaient été mises dans un repos relatif de reprendre leur activité normale. Les médicaments corticoïdes sont en effet synthétisés sur le modèle du cortisol, une hormone sécrétée par nos glandes surrénales.

Un traitement par corticoïde fait courir des risques d'effets secondaires surtout quand il dure plus que quelques jours. Les principaux effets indésirables des corticoïdes sont : l'immunosuppression, donc le risque d'infections ; l'hyperglycémie, donc le risque de survenue ou d'aggravation d'un diabète ; l'hypertension artérielle ; la rétention de sel et d'eau, donc le risque d'œdèmes ; les gastrites, les ulcérations et hémorragies digestives ; l'insomnie et des troubles psychiques.

Une complication des corticoïdes moins connue du public est de provoquer une « décalcification osseuse » (plus exactement une perte de tissu osseux) ou d'aggraver une ostéoporose préexistante dès que le traitement dépasse une quinzaine de jours. Les traitements corticoïdes prolongés entraînent d'autres effets indésirables comme une atrophie musculaire et une cataracte. Enfin, les personnes qui prennent des corticoïdes au long cours doivent aussi subir des complications disgracieuses : gonflement et rougeur du visage, hirsutisme (poussée excessive des poils), ainsi que des infections de la peau ressemblant à l'acné. Mais dans le cas des sciatiques et des cruralgies, le traitement corticoïde est prescrit à doses faibles et ne dure en général pas plus d'une à deux semaines. Dans ces conditions, la plupart des complications énumérées plus haut n'ont pas le temps de se développer ; la tolérance est globalement bonne.

Une solution pour limiter les effets indésirables des corticoïdes est d'administrer le médicament au lieu même de l'inflammation. C'est le principe du traitement par infiltrations* des sciatiques et les cruralgies. La quantité de corticoïde injectée par la piqûre dans la région lombaire à l'endroit précis de la compression de la racine est très faible par comparaison avec ce qu'il faut absorber par la bouche pour obtenir le même résultat. Il convient quand même de préciser qu'il s'agit d'un geste technique qui ne peut être réalisé que par un spécialiste entraîné. En outre, toute infiltration de corticoïde comporte potentiellement un risque infectieux. C'est une complication extrêmement rare mais grave qui justifie qu'on limite ce type de traitements aux cas rebelles après échec des autres traitements. Malgré tout, dans mon expérience, de nombreux patients qui souffraient de sciatique et pour qui la chirurgie avait été envisagée ont pu être soulagés par une ou parfois deux infiltrations de corticoïde. L'effet antalgique obtenu permet la reprise rapide des activités courantes et de la rééducation, conditions indispensables à la guérison.

Finalement, les corticoïdes sont extrêmement puissants et irremplaçables dans certaines situations ; mais ils sont dangereux. Certains médecins ont gardé la mauvaise habitude d'en prescrire trop facilement dans les lombalgies et font prendre des risques inutiles à leurs patients. Il ne faut pas accepter de prendre des corticoïdes en dehors des indications reconnues.

CRURALGIE

Tout le monde connaît la sciatique*. Mais si vous avez une douleur intense qui part du bas du dos vers la jambe, ce n'est pas toujours une sciatique. Dans la sciatique, la douleur se dirige derrière la cuisse et la jambe. Mais quand elle descend sur le devant de la cuisse, c'est une cruralgie, c'est-à-dire une atteinte du nerf crural.

La douleur crurale démarre dans la région lombaire puis irradie vers le bas dans la fesse. Ensuite elle contourne la hanche pour descendre sur le devant de la cuisse jusqu'au genou. C'est une douleur souvent forte qui ne se calme que partiellement sous l'effet du repos. Quand elle est due à une hernie discale* elle se renforce lors de l'éternuement et de la toux.

Il n'est pas toujours facile de décrire précisément sa douleur Le médecin peut confirmer qu'il s'agit bien d'une radiculalgie crurale en effectuant une manœuvre qui la déclenche spécifiquement. Vous êtes couché sur le ventre ou sur le côté, le médecin étend lentement et brièvement votre cuisse vers l'arrière, ce qui déclenche ou renforce la douleur. Il recherche aussi d'éventuels signes d'irritation du nerf comme une baisse de sensibilité du devant de la cuisse ou même une diminution de la force du quadriceps.

La cruralgie est un symptôme. Sa cause la plus fréquente est la hernie discale* secondaire à la dégénérescence du disque intervertébral L3-L4 ou L4-L5. L'arthrose vertébrale*peut aussi venir comprimer une des racines du nerf, souvent d'ailleurs en conjonction avec une hernie. L'arthrose se développe lentement au cours des années tout comme la détérioration des disques, c'est pourquoi le risque de faire une cruralgie augmente avec l'âge.

Si vous avez une cruralgie le médecin vous prescrira une imagerie* du rachis lombaire : des radiographies d'abord, puis une IRM ou un scanner qui sont infiniment plus informatifs. Il est nécessaire de préciser l'origine exacte de la cruralgie pour choisir le traitement le plus adapté, surtout si l'on envisage des infiltrations ou, bien sûr, une opération. D'autre part, il y a d'autres causes de compression des racines du crural que les hernies ou l'arthrose et elles sont parfois surprenantes.

Dans cette zone ou les racines sont à l'étroit, toute masse anormale développée à leur voisinage peut les comprimer. Un tassement vertébral* important peut affaisser et disloquer la vertèbre au point de pousser un fragment osseux au contact d'une racine. C'est le cas au cours des maladies osseuses comme certaines ostéoporoses sévères ou des tumeurs cancéreuses. Les cruralgies peuvent aussi être causées par un petit abcès associé à une spondylodiscite infectieuse. On voit aussi de plus en plus de cruralgies dues à un hématome du gros muscle (le psoas) situé le long du rachis lombaire. Ces hématomes peuvent faire suite à un choc même minime chez les personnes qui prennent un anticoagulant ou par médicament antiplaquettes (comme l'aspirine) pris pour une maladie cardiaque ou vasculaire.

Pour soulager la douleur due à un conflit entre une hernie discale ou une arthrose et une racine, il faut toujours commencer par prendre un antalgique* de niveau 1 – le paracétamol ou un anti-inflammatoire non stéroïdien –, en faisant attention aux contre-indications. Le repos au lit est la plupart du temps nécessaire voire indispensable au début. Mais ces mesures simples sont souvent insuffisantes. La douleur de la cruralgie est habituellement intense et résistante ce qui oblige à passer à des traitements plus puissants. Dans ce cas, il faut faire appel au médecin généraliste ou au rhumatologue. Ils pourront prescrire un antalgique de la famille des opiacés ainsi qu'un traitement par corticoïde pour combattre l'inflammation locale. Cependant il n'est pas rare de devoir être hospitalisé quelques jours quand on est atteint de cruralgie. Cela permet de faire les examens d'imagerie sans subir les inconvénients du déplacement de son domicile au cabinet de radiologie. D'autre part, à l'hôpital, les médecins pourront réaliser une ou deux infiltrations* lombaires de cortisone dans les meilleures conditions d'efficacité et de sécurité : on les fait au cours d'un scanner ce qui permet d'administrer le produit précisément à l'endroit voulu. Dès que la douleur est devenue moins intense, une immobilisation provisoire par un lombostat facilite le retour au domicile et la reprise progressive des activités.

Tout comme dans les sciatiques d'origine discale, il est parfois indispensable d'avoir recours à la chirurgie pour guérir une cruralgie. L'intervention est nécessaire pour dégager la racine quand la douleur persiste malgré les médicaments et les infiltrations. Elle est même indispensable en urgence lorsqu'il existe des signes de souffrance du nerf notamment une perte de force musculaire ; en effet, si la compression des fibres nerveuses durait trop longtemps, cela pourrait laisser des séquelles définitives.

Une fois la cruralgie guérie, avec ou sans recours à la chirurgie, la prévention de rechutes de lombalgies est indispensable. Il faut améliorer la souplesse de la colonne vertébrale et renforcer la musculature abdominale et lombaire. Il faut s'efforcer de reprendre le plus vite possible les activités physiques de la vie courante et professionnelle. La rééducation* avec l'aide, au début, d'un kinésithérapeute est une nécessité non seulement pour accélérer la reprise d'une vie normale mais aussi pour apprendre les bons gestes et postures à appliquer dans le futur.

CURES THERMALES

Docteur, si je faisais une cure? Tout rhumatologue a entendu des centaines de fois cette question.

Pour ma part, je dois avouer que mes réponses ont évolué au cours du temps. Jeune médecin, formé à la culture des essais thérapeutiques et de la médecine basée sur les preuves *(Evidence Based Medicine)*, j'avais plutôt tendance à répondre négativement en développant l'absence d'efficacité démontrée des eaux thermales, des cures ou de la thalassothérapie. Avec le temps, mon attitude est devenue plus tolérante après la lecture de publications ou de recommandations un peu plus favorables, mais aussi sous l'influence des témoignages de mes patients.

Une analyse objective de cette question nécessite au préalable de préciser de quoi on parle. Dans le domaine des douleurs du dos, ce n'est pas tant une éventuelle action bénéfique des eaux thermales qui est recherchée. Certes l'eau chaude peut avoir un effet décontracturant et calmant sur certaines douleurs; mais on peut faire cela chez soi ou en tout cas sans avoir besoin de se rendre dans une ville de cure. Quant à l'effet thérapeutique des eaux thermales elles-mêmes, s'il est évoqué dans certaines maladies de la sphère ORL ou dermatologique, il n'est guère crédible chez les lombalgiques. Si le fait de boire une eau minérale avait un effet antalgique, cela se saurait!

Mais alors pourquoi les malades ressentent-ils un bénéfice après une cure thermale? Le curiste est soumis à plusieurs types de traitements: douches au jet, bains chauds d'eau ou de boue, relaxation, massages, différentes formes de physiothérapie et de gymnastique, etc. Toutes ces mesures sont appliquées selon un programme en principe personnalisé sous contrôle de professionnels de santé. Le lombalgique reçoit des soins différents plusieurs fois par jour, avec une adaptation au fil du temps. En dehors des séances de rééducation, les efforts physiques sont limités et, en tout cas, différents des gestes quotidiens qui avaient pu causer ou entretenir les douleurs. En outre, la cure se déroule dans des cadres naturels agréables, souvent à la montagne ou au bord de la mer. L'ambiance est propice à la relaxation, loin des conditions stressantes que le patient pouvait rencontrer dans son travail ou sa vie privée. Enfin, l'application pendant trois semaines d'un régime alimentaire diététique associé à une activité physique souvent supérieure à celle de nombreux citadins d'âge moyen ou mûr permettent la perte de quelques kilos superflus. La simple énumération de ces soins et attentions reçus pendant la cure suffit à se convaincre que les conditions pour ressentir un effet globalement bénéfique sont réunies. D'ailleurs 70 % des personnes qui viennent de faire une cure répondent que leurs douleurs ont diminué.

La question est de savoir si ce ressenti favorable n'est que le résultat d'un effet placébo. On trouve dans la littérature scientifique médicale des essais cliniques comparant l'effet des cures thermales à celui des autres traitements sur la douleur et la qualité de vie des lombalgiques. Pratiquement tous ces essais concluent que le séjour en cure donne un meilleur résultat que le traitement par antalgiques et physiothérapie intermittente. Mais ces études comportent des failles méthodologiques majeures difficiles à contourner : d'abord le malade sait qu'il a « bénéficié » de la cure qu'il désirait. Il y a même des études qui comparent les patients qui ont fini leur cure à ceux qui sont en train d'attendre la leur : on imagine facilement que les seconds sont des comparateurs bien désavantagés ! De plus, la douleur et la qualité de vie sont des critères de jugement subjectifs hautement sujets à l'effet placebo. Enfin, dans la plupart des essais, les personnes qui recueillaient les résultats savaient à quel groupe (curiste ou non curiste) appartenait le patient. Pour toutes ces raisons force est de considérer que les résultats de ces études cliniques n'apportent qu'un faible niveau de preuve d'efficacité des cures thermales dans les lombalgies. Un autre argument souvent développé en faveur des cures est celui de la diminution de consommation des antalgiques ; mais la prise d'antalgiques est indissociable de la douleur ressentie et donc soumis au même effet placebo de la cure.

Pourtant la Sécurité sociale prend en charge les soins pour lombalgies effectués au cours des cures thermales prescrites par un médecin. Sous certaines conditions de ressources les caisses d'assurance maladie peuvent aussi prendre en charge l'hébergement et les transports. Certaines mutuelles acceptent d'apporter un complément. Un des arguments pour cette prise en charge est que les cures thermales seraient efficientes sur le plan économique en diminuant les dépenses liées aux soins et le nombre des journées d'arrêt de travail. Mais il n'existe pas d'étude médico-économique rigoureuse qui le confirme. L'Académie de Médecine française et plusieurs sociétés savantes apportent leur concours à l'opinion majoritaire qui reconnaît aux cures un possible effet favorable, tout en reconnaissant qu'il n'est pas solidement prouvé. On est donc dans le domaine de la présomption de preuve.

Pour revenir à la question de base posée au début de ce chapitre, que répondre au patient qui demande une cure ? La réponse dépend bien sûr du contexte. Elle pourrait être : « Vous avez une lombalgie chronique et elle n'a pas été soulagée par les traitements et la rééducation ; il est raisonnable de faire une cure dans une station agréée si ce mode de prise en charge vous séduit. »

D

DISQUE INTERVERTÉBRAL

Notre colonne vertébrale est composée de haut en bas de 7 vertèbres cervicales, 12 dorsales, 5 lombaires et des 5 vertèbres qui forment le coccyx. Chaque vertèbre comporte une partie volumineuse grossièrement cylindrique – le « corps vertébral » – prolongée en arrière par un arc osseux plus mince appelé « l'arc postérieur ». Entre deux corps vertébraux, il y a un disque : le disque intervertébral.

La colonne vertébrale ne sert pas qu'à soutenir notre corps comme son homologue architectural soutient les étages d'un bâtiment, elle a aussi pour fonction de permettre des mouvements. Si les vertèbres étaient simplement empilées les unes au-dessus des autres, l'ensemble serait rigide. Le terme « colonne » est donc réducteur. Notre rachis est en fait une superposition d'articulations disposées les unes au-dessus des autres. Au-dessous des vertèbres lombaires se trouve le sacrum qui fait partie des os du bassin et qui est en fait composé de vertèbres soudées entre elles. Mais la plus haute des vertèbres du sacrum – la première vertèbre sacrée (S1) – fait exception en étant articulée avec la cinquième vertèbre lombaire (L5) au-dessus d'elle. Cette articulation L5-S1 joue un rôle important dans les lombalgies.

Il est utile de savoir un peu plus précisément comment cet ensemble fonctionne pour mieux comprendre les causes et les remèdes des différentes formes de mal de dos.

C'est grâce aux articulations entre les vertèbres de notre rachis que nous pouvons mobiliser notre cou et tourner la tête, nous fléchir en avant, nous cambrer en arrière, incliner et tourner le torse dans toutes les directions. La souplesse du rachis est variable d'une personne à l'autre et il faut fournir des efforts pour l'entretenir au fil des années. Je suppose que, tout comme moi, vous regardez avec admiration les mouvements des gymnases, des danseurs ou des acrobates. Bien sûr leurs exploits exigent un entraînement spécifique et patient ; mais ils ne sont possibles que dans les limites de la souplesse des articulations, en particulier de celles du rachis.

Les surfaces de contact des os sont revêtues de cartilage articulaire : c'est un tissu en perpétuel renouvellement. Le cartilage assure la protection des os soumis à des pressions et la lubrification des surfaces. Les os qui composent l'articulation sont solidement attachés les uns aux autres par des ligaments. Les mouvements sont assurés par les muscles sous la commande de nerfs. En outre, chaque articulation est adaptée à sa ou ses fonctions spécifiques.

Les articulations intervertébrales comportent deux parties distinctes. La première est la jonction entre les parties massives et cylindriques des vertèbres (les corps vertébraux). La deuxième est celle qui attache en arrière à droite et à gauche les arcs de chaque vertèbre avec leurs homologues du dessus et du dessous : ce sont les articulations interapophysaires postérieures.

Dans cet article, nous nous intéressons à l'articulation qui joint entre eux les corps vertébraux. Les parties horizontales des corps vertébraux forment des cuvettes revêtues de cartilage : l'une en haut, l'autre en bas. L'espace entre la cuvette du bas et celle du haut contient un élément essentiel : le disque intervertébral. Ce disque est grossièrement arrondi. Il comporte en périphérie un anneau fibreux mais élastique. Sa partie centrale renferme une substance plus ferme : le fameux *nucleus* (*nucleus pulposus* pour être précis). Le *nucleus* joue un rôle d'amortisseur ; sa composition le rend capable de résister à d'énormes pressions verticales. Le disque est déformable, ce qui permet la réalisation des mouvements entre les vertèbres. Le disque est un peu bombé au centre : il est plus comparable à un blinis qu'à un DVD. Enfin, l'ensemble du disque est arrimé en périphérie par de puissants ligaments insérés sur les vertèbres sus et sous-jacentes.

Les disques intervertébraux normaux ne sont pas directement visibles sur les simples radiographies ; ils apparaissent sous l'aspect d'espaces sombres entre deux vertèbres. Quand la hauteur de cet espace est diminuée sur la radio on parle de « pincement discal ». Pour étudier un ou des disques vertébraux de façon précise on a recours au scanner ou à l'IRM.

Au cours des années, les disques intervertébraux paient le prix d'un usage plus ou moins intense voire forcé. Globalement, le tissu du disque a tendance à perdre de son élasticité et à s'assécher. Il en résulte qu'il va peu à peu se rétracter. Les disques perdant chacun un peu de hauteur, c'est une des raisons pour lesquelles nous perdons quelques centimètres en vieillissant. Cette dégénérescence discale n'est pas en elle-même une maladie et n'est pas douloureuse ; elle s'accompagne souvent d'une arthrose entre les corps vertébraux bien visibles sur les radiographies. On emploie le terme assez imprécis de « discopathie » pour désigner ces anomalies dégénératives des disques qui sont en fait souvent découvertes sur les examens d'imagerie sans avoir été responsables de douleurs. À l'extrême, le disque finit par se calcifier et se rigidifier.

Le vieillissement discal ou des contraintes excessives rendent le disque plus fragile. Sa partie annulaire périphérique peut se fissurer voire se déchirer. Le *nucleus pulposus* n'est alors plus maintenu fermement au centre du disque. Il a tendance, sous l'effet de la pression, à se déplacer vers l'arrière de l'articulation. Il peut rester bloqué en périphérie : on appelle cela la protrusion discale. La partie postérieure de l'anneau discal étant la plus richement innervée, il n'est pas étonnant que les protrusions discales postérieures soient douloureuses. Si l'anneau fibreux est complètement déchiré, le disque peut en sortir partiellement ou totalement : c'est la hernie discale* qui peut entraîner des douleurs plus intenses et durables ainsi que la compression de racines nerveuses comme celles du nerf sciatique*.

Les maladies du disque intervertébral ne se limitent pas aux pathologies dégénératives, même si ce sont de loin les plus fréquentes. Les disques sont aussi le siège d'élection de certaines maladies inflammatoires comme la spondylarthrite ankylosante* ou, plus rarement, infectieuses comme la spondylodiscite*.

DORSALGIES

Les dorsalgies sont les douleurs du dos. Cela semble être une lapalissade ; et pourtant, il est important de bien préciser ce que l'on entend par ce terme. Les médecins ne confondent pas dorsalgies et lombalgies*. Cela mérite quelques explications.

La moitié haute du dos qui va de la base du cou aux dernières côtes, un peu au-dessus de la taille, correspond à ce que les médecins appellent la région dorsale. La partie de la colonne vertébrale qui s'y trouve est composée des 12 vertèbres dorsales. Les douleurs de cette région sont donc des dorsalgies. Les lombalgies, elles, prennent leur origine plus bas dans la colonne lombaire, en gros entre la taille et le haut des fesses.

La portion dorsale de notre colonne vertébrale est un peu moins mobile que le segment lombaire ; mais elle n'est pas rigide pour autant. De nombreux mouvements et tâches quotidiennes peuvent créer des tensions et des contractures musculaires qui sont la source des dorsalgies courantes chez les personnes actives. De puissants groupes musculaires s'insèrent dans la région dorsale. Les muscles qui supportent le cou et la tête s'attachent en bas jusque dans le tiers supérieur du dos. Ceux qui servent aux mouvements des épaules sont ancrés dans la région de l'omoplate. Enfin, ceux qui assurent la stabilité et la mobilité de notre colonne vertébrale couvrent le dos de chaque côté des vertèbres. Les tensions musculaires peuvent être provoquées par des mouvements brusques comme une torsion brutale du tronc ou le fait de soulever un objet lourd, comme poser une valise dans un compartiment à bagage d'avion. Les dorsalgies résultent aussi d'efforts soutenus ou répétés, comme porter un sac toujours du même côté. Pour beaucoup, c'est le maintien prolongé de la position assise au travail qui est responsable de douleurs du dos. Ces situations ne résument pas les causes de dorsalgies musculaires qui peuvent être la conséquence de tous genres de mouvements forcés lors du travail ou de la pratique du sport.

Les dorsalgies par tension musculaire sont souvent décrites par ceux et celles qui en souffrent comme une brûlure d'un point précis du dos. À partir de ce point, la douleur peut diffuser en haut vers le cou ou une épaule ou en bas vers la région lombaire. Les dorsalgies sont exacerbées par le mouvement comme la torsion du tronc ou la mobilisation de l'épaule ou du cou selon les cas. Elles se calment à l'arrêt de l'effort, mais peuvent aussi revenir la nuit lors d'un changement de position. Ces dorsalgies musculaires sont bénignes. Elles relèvent avant tout de traitements physiques tels que massages, étirements, physiothérapie, manipulations et antalgiques si besoin. Si l'on a des doutes sur l'origine de la douleur ou si elle a tendance à s'aggraver, il vaut mieux consulter un médecin. Après vous avoir examiné et souvent prescrit des radios, il pourra confirmer qu'il s'agit bien de dorsalgies bénignes. La question ensuite consiste à en prévenir la récidive par la correction de postures inadaptées, notamment au travail, et la pratique d'exercices physiques et de sports appropriés. Tout comme les lombalgies, les dorsalgies sont favorisées par le manque d'exercice et le surpoids.

Mais toutes les dorsalgies ne sont pas d'origine purement musculaire. Chez les adolescents, une maladie appelée dystrophie rachidienne de croissance (maladie de Scheuermann) peut provoquer des douleurs dorsales. Les dorsalgies débutent progressivement et sont peu intenses mais durables. Ces adolescents ont souvent également un dos un peu courbé que l'on appelle une cyphose* dorsale. Évidemment, à cet âge, la persistance de douleurs inquiète et il est logique de consulter un médecin. De simples radios lui permettent de poser le diagnostic de cette maladie liée à la croissance qui demande une rééducation spécialisée.

Alors que la hernie discale* est une des grandes complications de la détérioration des disques lombaires, elle est exceptionnelle au niveau dorsal. Quant à l'arthrose vertébrale*, elle est très souvent signalée sur les comptes rendus de radios du rachis dorsal après cinquante ans et pratiquement constante après quatre-vingt. Cependant, sauf exceptions, elle n'occasionne pas de douleurs. Il arrive que les douleurs dorsales soient le symptôme révélateur de maladies moins bénignes que les dorsalgies musculaires. C'est le cas de la spondylarthrite ankylosante*, ou des tassements* vertébraux dus à l'ostéoporose, ou encore de tumeurs vertébrales. Mais, dans ces cas, les douleurs sont plus intenses et plus durables ; elles s'intensifient la nuit. Surtout le contexte est différent : un âge supérieur à cinquante ans, une maladie préexistante, ou encore la présence d'autres symptômes. Enfin, les dorsalgies peuvent être trompeuses voire déroutantes. Ainsi, par exemple, l'ulcère gastro-duodénal qui, en général, donne des douleurs du ventre au-dessus de l'ombilic peut provoquer, chez certains patients, des douleurs ressenties dans le dos. Mais au lieu d'être en relation avec les mouvements, ce sont les repas qui les déclenchent. Dans toutes ces situations, un diagnostic médical est nécessaire.

Pour la majorité des personnes qui souffrent de dorsalgies, la cause musculaire habituelle est évidente et il n'est pas nécessaire de faire des radios ni d'autres examens. Mais la situation est différente quand les douleurs ne sont pas liées aux efforts ou quand il s'y associe d'autres symptômes comme de la fièvre ou de la fatigue ou une perte d'appétit, ou quand les dorsalgies débutent après cinquante ans. Dans tous ces cas, le mieux est de consulter un médecin.

DOULEUR CHRONIQUE

L'histoire d'une actrice

Souffrir du dos de manière répétée avec parfois des épisodes de plusieurs semaines, c'est éprouvant. Cela l'est encore plus quand on est actrice et qu'on doit se produire en public sans montrer aucun signe d'inconfort. C'est le cas de Madame R, que j'ai suivie en consultation pendant plus de vingt ans. Elle devait faire appel à toute sa volonté pour supporter certaines demi-journées de répétition ou de tournage alors que son dos la faisait de plus en plus souffrir et qu'elle ne voulait en aucun cas que cela se voit. Cette femme d'une cinquantaine d'années était mince et active ; elle vivait de manière saine et aimait les promenades en forêt, le jardinage et la natation. Malgré une bonne santé générale, elle souffrait du dos depuis des années. Elle racontait ses symptômes sans exagération en expliquant que les poussées douloureuses n'avaient fait que s'aggraver avec le temps, en durée comme en intensité. Et à la longue, c'était devenu de moins en moins supportable. Les douleurs touchaient la partie haute de la région lombaire ainsi que l'ensemble du dos. Elle n'a jamais eu d'épisode de lumbago ni de sciatique.

Sur un fond douloureux qui ne la quittait pratiquement jamais, des poussées plus fortes pouvaient survenir. Le repos ne la soulageait pas vraiment ; des essais de différents matelas et oreillers « antidouleurs » n'ont rien apporté. Le paracétamol n'était pas très efficace et elle évitait les anti-inflammatoires* qui lui donnaient des troubles digestifs. Madame R a fait de nombreuses séries de séances de kinésithérapie, du yoga*, du Tai chi et a essayé l'acupuncture* sans succès durable. En examinant cette patiente, j'ai constaté que son rachis était parfaitement souple et rectiligne, mais que les muscles lombaires et surtout dorsaux étaient contracturés et douloureux quand on les palpait. Les contractures atteignaient aussi les muscles de la base de la nuque. Les nombreuses radiographies qu'elle a passées ont toujours été normales ainsi que les analyses sanguines qui lui ont été prescrites. La première étape de la prise en charge a été de la convaincre qu'elle n'avait aucune maladie osseuse ou articulaire, neurologique ou autre, ni déclarée ni sournoisement en évolution. Ensuite, la confiance étant établie, nous avons pu mettre en place un ensemble de mesures qui, peu à peu, ont permis d'améliorer la situation. Ce programme inclut des activités physiques telles que des marches prolongées et la natation avec, par période, des séances de gymnastique ou de yoga. Un kinésithérapeute l'aide beaucoup par ses conseils sur les postures à éviter et les mouvements d'auto-rééducation à pratiquer. Mais malgré une incontestable utilité, ces mesures se sont avérées insuffisantes à soulager les douleurs. Madame R, après quelques hésitations, a accepté de prendre de très faibles doses d'amitriptyline, un médicament de la famille des tricycliques efficace comme traitement de fond des douleurs chroniques. Les résultats positifs sur les contractures et les douleurs ainsi que l'excellente tolérance du médicament font qu'elle le prend depuis des années et refuse pour le moment en tout cas de s'en séparer.

Le cas de Madame R illustre le fait que des douleurs peuvent devenir chroniques en l'absence de lésions manifestes d'organes ou du système ostéo-articulaire. Chez madame R, il est bien difficile de savoir pourquoi les douleurs dues aux contractures musculaires se sont chronicisées. Il n'y a pas de raison d'incriminer une cause psychique : elle n'a jamais été déprimée et ce n'est pas une anxieuse. Dans ce type de situation, une sorte de cercle vicieux se développe : les contractures causent la douleur qui, à son tour, crée des tensions et entretient les contractures. En fait, la douleur chronique s'est autonomisée. Elle est devenue un symptôme persistant, indépendant de son origine. La compréhension de ce symptôme s'est considérablement enrichie grâce aux recherches récentes en ce domaine. On considère que la douleur chronique est due à une sorte d'emballement du système nerveux central. Notre cerveau, après avoir reçu de façon répétée des signaux douloureux, se mettrait isolément à faire comme s'il devait les traiter en permanence en activant continuellement les circuits neuronaux responsables de la sensation douloureuse.

Le cheminot douloureux

L'histoire de Monsieur G illustre une complication encore trop fréquente des lombalgies dues au travail : le passage à la chronicité. Monsieur G est cheminot et a commencé très jeune à travailler sur les voies à la SNCF. C'était il y a plus de vingt ans, à une époque où les moyens mécaniques de manutention étaient moins répandus qu'aujourd'hui. Ce travail exigeait de gros efforts physiques, en particulier le soulèvement de charges lourdes. Malgré une solide constitution et une force physique dont il était fier, Monsieur G s'est mis à souffrir de lombalgies. Au début, il les a tout simplement traitées par le mépris. Comme les douleurs lombaires se répétaient, il a décidé de porter une grosse ceinture de cuir pendant le travail puis aussi quand il s'occupait de son jardin pendant les week-ends et les vacances. Cela n'a pas empêché la douleur de se reproduire de plus en plus souvent. Il a consulté des médecins ; les radiographies ont montré une arthrose intervertébrale* et des discopathies lombaires. On lui a prescrit des médicaments antalgiques, une ceinture de maintien lombaire, des séances de rééducation. Les lombalgies ont fait l'objet d'une prise en charge au titre d'accidents du travail. Puis sont venus des arrêts de travail* à répétition. Il a eu des infiltrations* des articulations intervertébrales postérieures qui n'ont apporté qu'un soulagement partiel et de courte durée. Quand j'ai vu Monsieur G, plusieurs années s'étaient écoulées depuis les premiers lumbagos ; les lombalgies étaient devenues chroniques. Récemment, des signes d'anxiété et des insomnies s'étaient ajoutés aux douleurs, déclenchant un traitement par un antidépresseur qu'il supportait mal. Il était depuis des mois en congé de maladie. La médecine du travail envisageait un reclassement professionnel. Un médecin lui avait parlé d'une arthrodèse lombaire – la fixation par des plaques vissées de deux vertèbres. La première phase de la prise en charge de Monsieur G a consisté à reprendre soigneusement l'évaluation de la situation lombaire en collaboration avec les radiologues spécialisés. Cela a permis de lui affirmer que les lésions discales et l'arthrose ne comportaient pas de danger immédiat et qu'il n'avait pas de hernie discale* ni de risque de sciatique*. On a pu également lui affirmer, après avis du chirurgien orthopédiste, qu'aucune opération n'était indiquée. Mais le plus difficile restait à faire : soulager Monsieur G de ses douleurs chroniques. Cela a pris du temps et l'amélioration n'a pas été totale. Nous avons fait comprendre la situation au patient en lui expliquant que les douleurs étaient devenues indépendantes de leur cause initiale. Il a admis qu'on ne pouvait pas l'en débarrasser par une action « miracle » sur sa colonne vertébrale. C'était le symptôme « douleur chronique » qu'il fallait désormais traiter. Nous avons orienté le patient vers une consultation spécialisée dans les douleurs chroniques, tout en continuant à le suivre parallèlement en rhumatologie. Il a pu bénéficier d'une prise en charge pluridisciplinaire comportant kinésithérapie, rééducation en piscine (la SNCF facilite beaucoup les choses pour ses employés) et traitements par des médicaments spécifiques de la douleur chronique. Il a pu reprendre progressivement le travail dans un poste aménagé, ce qui a manifestement contribué à l'amélioration de son état psychique.

Prévenir le passage à la chronicité des lombalgies secondaires au travail est une priorité médicale et sociale. Les efforts en cause sont le port de charges lourdes, la conduite d'engins ou de camions et, d'une manière générale, les postures inconfortables et prolongées. Un autre domaine professionnel durement touché par les douleurs chroniques du dos est celui des infirmiers, aides-soignants et rééducateurs qui manipulent des patients immobilisés ou impotents. Les dégâts occasionnés par les lombalgies chroniques sont d'abord humains : douleur, perte d'emploi, troubles psychiques, difficultés familiales. Ils sont également économiques : le coût global des lombalgies liées au travail est estimé à plus d'un milliard d'euros par an. La prévention du passage à la chronicité implique une prise de conscience et une participation du patient. Le rôle des professionnels de santé est de l'informer du risque et de l'aider à comprendre sa situation personnelle. De nombreux lombalgiques ont tendance à craindre que la douleur ne soit le signal d'un danger immédiat pour leur santé ou, à terme, pour leur autonomie. Cela risque de les conduire à prolonger le repos et à repousser la reprise des activités physiques et du travail. La peur du mouvement s'installe peu à peu et fait obstacle aux mesures de rééducation. Au contraire, le meilleur moyen de garantir son autonomie consiste à limiter au minimum la durée du repos en cas de douleur aiguë. La reprise des activités doit être la plus précoce possible. Il a été clairement prouvé que le repos au-delà de trois jours favorise la raideur et la perte musculaire : cela aboutit à prolonger la période douloureuse. Les activités de la vie courante sont les premières qu'il faut reprendre, suivies dès que possible de l'auto-rééducation et du travail. La reprise précoce des activités professionnelles après une lombalgie aiguë améliore le pronostic immédiat et réduit le risque de passage à la chronicité. Cependant, pour certains métiers, des aides s'avèrent précieuses comme une adaptation du poste travail ou des tâches dans le cadre d'un programme d'ergonomie. La prise en compte d'éventuelles difficultés relationnelles ou institutionnelles au travail est bien sûr un point important pour la réussite d'une réinsertion rapide. Les médecins du travail sont sensibilisés à prévention des douleurs chroniques et ils peuvent apporter souvent des solutions pratiques aux problèmes spécifiques rencontrés. La prévention des récidives de lombalgies et du passage à la chronicité résulte d'un ensemble d'actions. Les premières sont prises par le patient lui-même à condition qu'il ait reçu et assimilé les informations nécessaires : ce sont toutes celles qui concernent son hygiène de vie personnelle comme l'exercice physique, la prévention du surpoids, la pratique de sport. Le deuxième type d'actions concerne le milieu médical et paramédical qui a pour mission de traiter les éventuelles poussées aiguës et de conseiller. Les autres actions dépendent de l'encadrement et des spécialistes de l'ergonomie au travail. Dans les métiers les plus exposés, la prévention des lombalgies chroniques nécessite la conjonction de ces différentes approches.

E

ÉPIDÉMIOLOGIE

Tous lombalgiques !

Si vous avez passé la cinquantaine et que vous n'avez jamais eu mal au dos, ne criez pas victoire trop tôt ! Bien rares sont ceux et celles qui y échappent totalement au cours de leur existence. Grâce au travail d'une équipe de l'INSERM publié en 2007, on dispose d'une évaluation globale de la fréquence des lombalgies dans la population française. Plus de 14 000 personnes entre 30 et 64 ans, représentatifs des « ménages » français, ont été rencontrées par les enquêteurs et ont ensuite rempli un auto-questionnaire. À la question : « Avez-vous eu mal au dos au moins un jour dans les derniers 12 mois », 54 % des hommes et 57 % des femmes répondent oui. Quant à ceux qui déclarent avoir souffert plus de 30 jours dans les 12 derniers mois, ils représentent 15 % des hommes et 19 % des femmes. Cette enquête confirme en outre un fait bien connu : la fréquence des lombalgies augmente avec l'âge dans les deux sexes. Des études semblables réalisées dans d'autres pays d'Europe, notamment en Grande-Bretagne, au Danemark et en Grèce donnent des résultats comparables.

Les différentes données épidémiologiques dont on dispose permettent d'estimer que les lombalgies touchent 80 à 90 % de la population mondiale au moins une fois dans la vie et représentent la première cause d'incapacité chez le jeune adulte. Le « Fardeau Mondial des Maladies », établi par l'OMS, estimait à 540 millions le nombre de personnes dans le monde souffrant de lombalgies au cours de l'année 2017.

La lombalgie peut n'être qu'un épisode unique au cours de l'existence ; mais, malheureusement, les rechutes sont fréquentes. Selon les résultats des études publiées, le taux de rechute à un an après un épisode de lombalgie varie entre 25 et 80 %. Il n'est pas nécessaire d'accumuler davantage de chiffres et de pourcentages pour convaincre que le mal de dos concerne pratiquement tout le monde au moins une fois dans sa vie.

Au-delà de cette constatation globale, l'épidémiologie permet d'identifier les facteurs favorisants. L'âge revêt une importance majeure : le risque de souffrir de mal de dos existe pratiquement à tout âge, mais avec d'importantes variations. Chez l'enfant et l'adolescent, les lombalgies sont moins fréquentes que chez l'adulte mais s'observent cependant. Ainsi, dans une enquête réalisée en Scandinavie, 12 % des 6 000 adolescents interrogés ont déclaré souffrir de lombalgies. Cette étude a aussi établi un lien entre la durée passée devant un écran ou une console de jeux et la fréquence des lombalgies ; c'est un facteur de risque qui ne disparaît pas en prenant de l'âge, loin de là ! Une cause particulière de douleurs du dos chez l'adolescent mérite d'être connue des parents et des éducateurs. À l'âge de la puberté, un peu plus souvent chez les garçons, l'apparition de douleurs dorsales peut être le signe d'une maladie liée à la croissance des vertèbres qu'on appelle la maladie de Scheuermann. Les douleurs s'associent à une attitude voûtée du haut du dos (cyphose dorsale). C'est une affection bénigne mais qu'il faut reconnaître afin de débuter une kinésithérapie et parfois de faire porter un corset, des mesures qui éviteront l'installation d'une déformation de la colonne vertébrale.

À l'âge adulte, une personne sur deux souffre de lombalgies. Le travail est incontestablement la première circonstance déclenchante. Plus de la moitié (57 %) des employés d'EDF-GDF interrogés en 2003 au niveau national avait souffert de lombalgies dans les 12 derniers mois. Dans une étude de l'INSERM, 70 % des sujets en âge de travailler ont déclaré avoir eu au moins un épisode de lombalgie. Les lombalgies représentent 20 % de l'ensemble des accidents du travail et 6 millions de journées d'arrêt de travail en France (INRS).

Les professions les plus pourvoyeuses de douleurs du dos sont celles dans lesquelles on porte des charges lourdes tels que la plupart des métiers du bâtiment ainsi que la manutention. On peut y ajouter l'agriculture ou encore l'artisanat et de nombreux autres métiers qui comportent inévitablement un lourd travail physique. Le deuxième grand groupe touché par les douleurs du dos est celui des professionnels de soins et plus précisément des infirmiers et des aides-soignants. Les douleurs sont étroitement corrélées aux soins directs et aux manipulations des malades ; d'ailleurs, les personnels les plus exposés sont ceux qui travaillent en EHPAD ou dans les établissements prenant en charge des handicapés. Les lombalgies professionnelles ont fait l'objet de nombreuses études consacrées à l'identification de facteurs de risques, ce qui a permis d'établir des recommandations préventives comme la mise en place de stratégies d'ergonomie au travail*. Certaines circonstances qui favorisent des lombalgies sont directement liées à la manipulation elle-même – un poids trop élevé, un geste inadapté ou une mauvaise posture. D'autres sont d'origine structurelles tels que des matériels ou locaux inadéquats ou une mauvaise organisation du travail. Le travail en position assise n'est pas pour autant sans risque à cet égard. Les longues heures passées en position assise souvent devant un écran, que ce soit au bureau ou chez soi, sont corrélées à un risque de douleurs non seulement du dos mais aussi du cou. En outre, l'évidente intrication entre les activités personnelles et le travail rend parfois difficile la détermination précise de la cause des lombalgies. C'est pourtant capital si l'on veut en prévenir la récidive. Il n'est pas rare aujourd'hui que la qualité du siège et l'adaptation du clavier et de l'écran soient meilleures au bureau que chez soi ! Enfin, la prévention ne peut être efficace sans prise en compte des facteurs de risque personnels que sont le surpoids, une activité physique insuffisante, des antécédents de maladie vertébrale, sans oublier les facteurs psychologiques comme le stress ou l'insatisfaction au travail. Le grand apport de la recherche épidémiologique dans le domaine du véritable fléau personnel et social que représentent les lombalgies est de définir les pistes de la prévention sur le plan individuel et au niveau de l'entreprise.

ERGONOMIE AU QUOTIDIEN

La très grande majorité des lombalgies sont dues à des tensions des ligaments et à des contractures musculaires. Elles sont provoquées par les efforts lorsqu'ils sont excessifs ou effectués dans des positions qui déstabilisent la coordination et la répartition des forces sur la colonne vertébrale. Cela peut se produire, par exemple, lorsque l'on soulève une charge lourde ou lorsque l'on se penche brutalement ou encore en faisant un mouvement de torsion du tronc. Le maintien prolongé de la position assise, surtout si l'on est penché en avant devant un écran, suffit aussi à entraîner une douleur lombaire ou dorsale. L'épisode douloureux ne dure que quelques jours tout au plus et on l'a vite oublié. Mais la répétition des mêmes mouvements ou postures risque de le faire se reproduire. À la longue, la douleur devient de plus en plus difficile à gérer et dure plus longtemps ; il faut donc éviter d'entrer dans cette dynamique néfaste. Dans les entreprises, la prévention des lombalgies revêt une importance capitale et des mesures d'ergonomie au travail* sont mises en place dans tous les métiers à risque. Mais la vulnérabilité ne s'arrête pas à la fin de la journée de travail. Pour le lombalgique, l'ergonomie s'applique aussi dans les actes de la vie quotidienne. Et ce n'est vraiment pas compliqué !

Le lit

Le meilleur couchage pour la prévention des douleurs du dos, c'est un lit ferme. Une nuit passée sur un lit mou et creux se paye souvent d'une douleur dorsale ou lombaire le lendemain matin. Un sommier en bon état et un matelas ferme sont les deux conditions principales pour un bon lit. On trouve sur le marché une grande variété de sommiers et de matelas des plus basiques aux plus sophistiqués dont certains atteignent des prix impressionnants. C'est une affaire de goût et de budget : mais ce qui compte avant tout pour la santé du rachis, c'est la fermeté.

En cas de besoin ou par souci d'économie, le vieux truc de la planche en bois reste toujours valable : il suffit pour raffermir un lit de placer entre le sommier et le matelas une planche de bois ayant au moins la taille et la largeur du corps.

Le lever

Quand on souffre du dos, il vaut mieux éviter de se lever d'un coup en un mouvement unique et rapide. Cela représente un effort violent pour le rachis qui doit soulever tout le poids du tronc dans un mouvement de torsion. La solution consiste à le faire en deux temps. En premier lieu, on se met assis au bord du lit en s'appuyant sur un coude pour passer de la position couchée à la position assise. Après être resté assis une dizaine de secondes, on pourra se lever lentement sur les deux pieds posés au sol un peu écartés et à même distance du bord du lit. Au besoin, on peut s'aider en appuyant les mains sur le matelas.

Soulever ou porter une charge lourde

Le mouvement le plus naturel pour soulever un objet lourd posé sur le sol consiste à se pencher en avant, à le prendre à bout de bras et à le monter en redressant le tronc. Ce mouvement est le plus efficace sur le plan dynamique, mais il vous fera probablement mal si vous êtes en phase de douleur lombaire. Dans ce cas, le mieux est de s'accroupir en fléchissant les cuisses pour prendre l'objet, tout en gardant le tronc proche de la rectitude. Pour se redresser on fait porter l'effort sur les cuisses ; le rachis lombaire est ainsi épargné. Selon le même principe, quand on ramasse un objet même léger posé au sol, on peut aussi faire une fente. Cela consiste à se baisser en appui sur un genou plié en avant alors que l'autre est plié en arrière. D'une manière générale, lorsque l'on porte un objet lourd, le bon moyen d'éviter les contraintes sur la colonne vertébrale est de contracter les muscles abdominaux. Pour cela, il suffit de penser à rentrer le ventre lorsque l'on fait des efforts ou des mouvements de flexion ou de rotation du tronc.

La position assise

La position assise* prolongée est une cause de lombalgie largement démontrée. La durée est le facteur principal : plus longtemps on reste assis, plus on risque d'avoir mal. La qualité de l'assise joue aussi un rôle : le mieux est de maintenir une position verticale du tronc, les fesses posées bien en arrière, au contact du dossier. Lorsque l'on est assis il faut éviter certaines positions : rester penché en avant pour lire sur un écran ou écrire sur un support placé de côté sur la table en exerçant une torsion du tronc. Pour les sièges comme pour les lits, il faut plutôt rechercher la fermeté : les fauteuils mous et déformables sont sans doute tentants, mais la colonne vertébrale n'y trouve pas son compte. Vous en aurez d'ailleurs la preuve au moment de vous relever. Et puis, si le siège est un peu trop ferme, rien n'interdit d'ajouter le confort d'un coussin derrière le bas du dos.

La position debout

La position debout est parfaitement naturelle ; et pourtant, elle peut causer des douleurs du dos. C'est le cas, notamment, si on la maintient longtemps : on finit par relâcher la contraction des muscles : le ventre a tendance à pointer en avant et la colonne lombaire à se creuser. Ce sont les conditions idéales pour provoquer un lumbago. Si l'on doit rester longtemps debout, il faut répartir de manière égale le poids du corps sur les pieds et éviter de creuser les reins. Si c'est possible, dans une file d'attente par exemple, il est bon de changer un peu la position de temps en temps.

Le ménage et la cuisine

Les lombalgiques n'aiment pas les aspirateurs. Se tenir penché pour le passer, le soulever et le tirer sont autant de gestes et de positions inconfortables. Si cela vous est possible, optez plutôt pour un aspirateur balai : c'est plus léger et on peut rester plus droit en s'en servant. Mais il faut bien que la maison soit propre, la poussière ôtée et les sols lavés ; en phase de douleurs, le port d'une ceinture de maintien lombaire peut aider. Le repassage peut causer des douleurs, mais on les prévient en utilisant une table haute. Quand on cuisine, il faut souvent tenir à bout de bras des objets lourds comme une casserole. Le manque de place et la prudence nécessaire pour éviter de se brûler imposent des positions en tension et surtout en torsion du rachis. C'est inévitable, mais il faut compenser au maximum en gardant le dos droit et en contractant les muscles abdominaux. Placer ou prendre un objet dans un placard en hauteur nécessite un mouvement en extension et souvent aussi en torsion de la colonne vertébrale. Le lombalgique a intérêt à utiliser largement un marchepied ou un escabeau.

Les sacs

Le sac ou la sacoche portés à bout de bras vous obligent à maintenir une contraction asymétrique des muscles dorsaux et latéraux du tronc. Regardez les gens qui marchent devant vous dans la rue en tenant un sac lourd d'un côté : le plus souvent ils ne sont pas droits. Porter le sac en bandoulière est moins dommageable, mais l'asymétrie persiste. Une première solution simple consiste à répartir les poids : entre les deux côtés. Heureusement pour ceux et celles qui souffrent de douleurs du dos, l'évolution des mœurs et de la mode ont été salutaires. Le sac à dos est passé de la randonnée à la ville : tant mieux pour les lombalgiques et les écoliers ! Les porte-bébés sont pratiquement devenus la règle chez les jeunes parents. Tout le monde y gagne : les adultes ont moins mal au dos et les petits sont plus heureux.

Les précautions et principes ergonomiques s'appliquent à tous ceux et celles qui souffrent du dos : aussi bien de lombalgies communes que de douleurs liées à des lésions discales ou à une arthrose intervertébrale.

Mais attention : être prudent et faire les gestes de manière ergonomique n'est pas synonyme de « ne rien faire du tout » ! Le lombalgique a parfaitement le droit de vivre normalement. Il ne s'agit pas pour lui de se mettre au repos complet et de proscrire les efforts physiques. Un patient particulièrement prudent me demandait s'il devait éviter de prendre les escaliers. Je lui ai demandé si cela lui faisait mal au dos ; il a répondu : « non pas du tout. » Je lui ai donc conseillé de continuer à prendre les escaliers et même à les préférer aux ascenseurs, car c'est un bon moyen de renforcer la musculature des membres inférieurs et du tronc. L'idéal est de penser à maintenir le dos le plus droit possible en montant. Il ne faut jamais oublier que l'exercice physique, la rééducation, la pratique d'un sport et le maintien d'un poids normal sont les piliers de la prévention des rechutes du mal de dos. L'ergonomie se conçoit comme une sorte d'hygiène de vie permettant de mieux réaliser les gestes et mouvements courants sans limiter ses activités.

Les recommandations données dans ce chapitre sont générales et il peut difficilement en être autrement. Mais chaque personne qui souffre du dos est unique. Chacun a sa morphologie, son histoire médicale propre, sa vie privée, son travail, son budget, ses habitudes, ses goûts, etc. Chaque lombalgique a appris à connaître les gestes et postures qui lui font mal et, à l'opposé, ceux qu'il supporte le mieux. L'ergonomie n'est efficace que si elle est personnalisée et c'est au lombalgique d'en adapter les principes généraux à son cas particulier.

ERGONOMIE AU TRAVAIL

Je reste admiratif devant la capacité qu'ont les personnels soignants hospitaliers à mobiliser et même à soulever des malades paralysés, inconscients ou très affaiblis. Et pourtant, ce ne sont pas toujours des athlètes ! Combien de fois alors que je me trouvais au chevet d'un malade pour l'examiner ai-je peiné ou même échoué à le redresser ou à le remonter correctement dans son lit ? Une infirmière, certes nettement plus jeune mais plutôt moins musclée que moi, venait le faire en quelques secondes sans montrer de signe de souffrance et sans infliger non plus de douleur au malade. Ce savoir-faire, les personnels soignants l'ont acquis lors de leur formation professionnelle et perfectionné au long des années d'exercice. En observant le travail d'un manutentionnaire ou d'un déménageur on peut faire les mêmes observations : grâce à une technique adaptée, ils peuvent soulever des charges extrêmement lourdes. Est-ce à dire qu'ils n'ont jamais mal au dos ? Malheureusement, ce n'est pas le cas.

Les lombalgies représentent 20 % de l'ensemble des accidents du travail[1] ; les métiers de la manutention, les conducteurs d'engin, les travailleurs de force et les personnels de soins sont les plus touchés. La prévention du mal de dos lors du travail en position assise, qui est également un problème fréquent, ne sera pas évoquée ici car elle fait l'objet d'une entrée spécifique – « position assise* ». L'institut national de recherche et de sécurité pour la prévention des

1. « Un accident du travail est, selon la loi, un accident survenu par le fait ou à l'occasion du travail à toute personne travaillant à quelque titre ou en quelque lieu que ce soit, pour un ou plusieurs employeurs. »

accidents du travail (INRS) a publié récemment des chiffres impressionnants. Chaque année, les lombalgies représentent 11,5 millions de journées de travail perdues et le coût du mal de dos lié au travail est estimé à 1 milliard d'euros. Les données chiffrées aussi impressionnantes qu'elles soient ne donnent qu'une vision comptable des conséquences des douleurs du dos liées au travail. Du point de vue humain, c'est une cause de souffrance d'abord mais aussi d'insatisfaction au travail, l'origine d'une baisse de qualité de vie, et parfois une source d'échec ou de perte de chance dans sa carrière.

Avant d'aborder la recherche des solutions à ce problème de santé au travail, il est indispensable d'avoir compris les mécanismes qui provoquent ce type de douleurs. Dans la grande majorité des cas les muscles jouent un rôle majeur dans leur déclenchement. Pour l'expliquer faisons une comparaison : notre colonne vertébrale est maintenue par la musculature comme le mât d'un navire est tenu par des câbles. Dans le cas du navire, le mât peut se courber légèrement en fonction de la pression exercée par le vent dans les voiles ; mais il reste quand même globalement proche de la verticale. En revanche, notre colonne vertébrale doit non seulement supporter le poids du haut du corps mais permettre l'exécution d'efforts importants en flexion, en torsion et même parfois en extension. Les mouvements répétés de soulèvement de charges lourdes développent les muscles du dos mais sans équivalent sur la musculature abdominale. Finalement, le risque est d'aboutir peu à peu à un dos certes musclé mais rigide et à un abdomen qui a tendance à bomber en avant. Cette tendance est évidemment accrue s'il y a surpoids. Les mouvements du tronc, lors des efforts de soulèvement, se font en se penchant en avant de façon rigide sans compensation abdominale et entraînent des contraintes anormales sur la colonne vertébrale et sa musculature. Peu à peu s'installe une contracture douloureuse des muscles du dos et de la région lombaire. En outre, les efforts réalisés dans ces conditions peuvent finir par entraîner des lésions durables sur les disques et les articulations postérieures des vertèbres.

La fréquence des douleurs du dos liées au travail a conduit l'assurance maladie, les patrons et les salariés, ainsi que les spécialistes de santé au travail à développer une vaste politique de prévention. Dans le cadre des entreprises, l'ensemble des mesures préventives appliquent les recommandations d'une science ou discipline datant de la fin du XIXe siècle : l'ergonomie. Selon le dictionnaire Larousse,

> l'ergonomie est l'étude quantitative et qualitative du travail dans l'entreprise, visant à améliorer les conditions de travail et à accroître la productivité. (Le but de cette science est de tenter d'adapter le travail à l'homme en analysant notamment les différentes étapes du travail industriel, leur perception par celui qui exécute, la transmission de l'information et, de façon parallèle, l'apprentissage de l'homme qui doit s'adapter aux contraintes technologiques.)

Au sein de l'entreprise ou de l'atelier, des progrès majeurs peuvent résulter de mesures assez simples – un meilleur aménagement des espaces, la réalisation d'un plan incliné, ou tout simplement une adaptation des procédures. Dans d'autres cas, la prévention passe par la mise à disposition d'outils plus complexes, comme des matériels de levage ou des engins, voire d'une automatisation. À l'évidence, l'ergonomie est une approche « sur mesure » qui doit être adaptée à chaque tâche et est spécifique de l'environnement. Idéalement, elle doit aussi être spécifique à l'individu. Les grandes entreprises qui ont bien compris que leur intérêt est lié à la santé au travail de leurs employés font appel à des ergonomes professionnels. Dans les hôpitaux français, les personnels soignants bénéficient régulièrement de formations sur la prévention du mal de dos. Les rééducateurs y sont particulièrement exposés du fait de la nécessité de soutenir ou de déplacer des malades et parfois même d'intervenir dans une position inconfortable pour empêcher une chute. On peut imaginer que ces professionnels sont particulièrement bien placés pour trouver eux-mêmes les moyens de prévenir ces douleurs. Pourtant, malgré une condition physique meilleure que celle de la plupart des gens, ils doivent recourir à des équipements de plus en plus sophistiqués pour lever et déplacer les patients handicapés. Mais pour les millions d'employés des PME et des entreprises familiales ainsi que pour les travailleurs individuels, la prévention des lombalgies au travail repose finalement sur une prise de conscience personnelle et sur l'autoformation. Prenons le cas d'un boulanger déplaçant des sacs de farine pesant au moins 25 kg, ou encore d'un plombier qui doit travailler dans des positions souvent inconfortables et manipuler des objets lourds et encombrants : il n'est pas évident pour eux de se faire aider par des machines.

Pour la majorité des travailleurs exposés au mal de dos dans leur métier la prévention repose donc sur un engagement personnel. Même dans les cas où l'entreprise a mis en place des mesures ergonomiques institutionnelles, l'implication individuelle reste indispensable. Elle l'est au travail pour maintenir, dans la durée, les procédures et attitudes recommandées. Elle l'est aussi en dehors du milieu de travail pour éviter la prise de poids, avoir une activité physique suffisante et adaptée notamment dans la pratique sportive (voir « sports recommandés »).

Les principes généraux de la prévention s'énoncent simplement :

- Éviter la sédentarité : bouger ! faire de l'exercice !
- Lutter contre la prise de poids.
- Maintenir une bonne musculature abdominale et une souplesse articulaire et ligamentaire grâce à des exercices physiques adaptés.
- Pratiquer, si possible, une activité sportive régulière (voir le chapitre « sports recommandés »).
- Adopter les bonnes postures – s'accroupir avant de soulever une charge du sol, éviter de cambrer la région lombaire pendant l'effort.

Des ouvrages, articles, tutoriels, brochures et vidéos prodiguant des conseils de qualité ne manquent pas. On les trouve sur les sites institutionnels comme celui de l'Assurance Maladie (ameli) ou de la HAS, ou encore d'institutions comme l'INRS, ainsi que de nombreuses associations de médecins de santé au travail. Il existe bien sûr aussi des pages dédiées sur les réseaux sociaux ainsi que des applications pour téléphone mobile. Enfin, il ne faut pas hésiter à s'adresser au médecin du travail dont la mission première est la prévention. Il peut intervenir sur l'organisation du travail, sur l'adaptation du poste ou même conseiller son changement ; il constitue, en outre, le lien naturel avec le médecin traitant dans les cas où une prise en charge thérapeutique durable est nécessaire.

F

FROID ET HUMIDITÉ

« Docteur, mes douleurs sont un véritable baromètre : quand j'ai mal, je sais qu'il va faire mauvais. » La tradition selon laquelle le mauvais temps et l'humidité déclenchent les douleurs articulaires se transmet de génération en génération depuis Hippocrate. Au-delà des aphorismes et des déclarations péremptoires répétées, qu'en est-il vraiment ? Les douleurs lombaires sont-elles vraiment influencées par le temps qu'il fait ? En ce qui concerne les douleurs aiguës comme le lumbago* la réponse est négative. Plusieurs études réalisées notamment en Australie concluent à l'absence de lien entre le temps qu'il fait et le mal de dos. Ni la pluie, ni le vent, ni la baisse de la pression atmosphérique n'augmentent le risque de survenue d'une douleur lombaire ou ne modifient son intensité. Globalement, les douleurs lombaires ne sont pas plus fréquentes dans les pays froids et humides que dans les pays chauds ou très ensoleillés. Mais il est vrai que le beau temps améliore l'humeur et exerce, par ce biais, un effet favorable sur la perception de la douleur. D'autre part, l'activité physique comme la marche est plus facile aux beaux jours ce qui améliore nombre de douleurs articulaires. Une étude réalisée au Royaume Uni fournit une confirmation de cet effet favorable du beau temps dans une population de douloureux chroniques. Des personnes souffrant de douleurs chroniques ont noté leurs douleurs sur leur smartphone. Ces informations ont ensuite été corrélées avec les observations enregistrées au même moment par la station météorologique la plus proche. Les participants souffraient effectivement davantage dans trois circonstances : un air humide, un vent fort ou une pression atmosphérique basse.

Malgré tout, l'influence de la météo sur les lombalgies reste limitée. Certes, les personnes qui souffrent de douleurs chroniques les ressentent plus fortement quand le temps est mauvais, mais la pluie ou le froid n'ont pas de responsabilité directe sur le déclenchement des douleurs. D'un point de vue pragmatique, il ne sert à rien de blâmer le climat ; on n'a pas les moyens d'agir sur lui. Tout le monde s'accorde sur le fait que les facteurs physiques personnels sont de loin les plus importants dans la survenue des douleurs du dos. C'est en entretenant sa musculature et sa souplesse, en évitant les gestes et postures à risque et en combattant l'excès de poids que l'on prévient les douleurs du dos.

G

GÉNÉTIQUE

Le mal de dos est-il familial ? On estime que 80 à 90 % des adultes ont mal au dos au cours de leur vie. Il n'est donc nullement étonnant de trouver d'autres cas semblables dans la famille d'un lombalgique. Ce n'est évidemment pas un argument suffisant pour dire que le mal de dos a une origine génétique. Cependant, certaines maladies responsables de douleurs du dos sont au moins en partie génétiques. La plus fréquente d'entre elles est la spondylarthrite ankylosante* qui est responsable de douleurs et de déformations de la colonne vertébrale. Cette affection peut avoir différentes causes comme le psoriasis ou des maladies chroniques inflammatoires de l'intestin ; elle peut aussi se développer isolément. Mais chez la grande majorité des personnes atteintes on peut trouver dans le sang un marqueur génétique commun, l'antigène HLA B 27. Chez ces patients, le lien entre douleurs du dos et maladie familiale est indéniable. Prenons un autre exemple, celui de l'ostéoporose post-ménopausique dont la complication majeure est de provoquer des fractures, les plus fréquentes étant les tassements vertébraux*. Or on sait qu'il existe des familles plus touchées que d'autres par l'ostéoporose. D'ailleurs, le fait d'avoir eu des cas dans sa famille est reconnu comme un facteur de risque de développer la maladie. L'arthrose vertébrale* favorise les lombalgies conjointement à la détérioration des disques intervertébraux. Plus de la moitié des personnes de plus de cinquante ans ont de signes radiologiques d'arthrose vertébrale. Mais une minorité seulement de ces arthroses sont responsables de douleurs lombaires ou de sciatique. Le rôle des facteurs de risque d'origine environnementale est largement reconnu comme étant prédominant ; mais il est probable que la génétique intervient aussi dans la survenue et la rapidité de croissance des lésions d'arthrose. En dehors de la spondylarthrite, de l'ostéoporose et de l'arthrose qui sont des maladies fréquentes, il existe aussi des maladies génétiques des os qui peuvent causer des douleurs du dos ; mais on entre ici dans le domaine très spécialisé des maladies rares qui sort du cadre de cette étude. Ces exemples montrent en tout cas que certaines maladies responsables de douleurs du dos sont à des degrés divers d'origine génétique.

Revenons maintenant à la lombalgie commune isolée. Existe-t-il des arguments pour un facteur causal familial au banal lumbago ? La question a incontestablement intéressé les chercheurs puisque des nombreux travaux ont été réalisés dans le but de le savoir. L'obésité est clairement associée au risque d'avoir des douleurs du dos. Plusieurs études ont porté sur l'influence respective de la génétique et de l'environnement familial dans les douleurs du dos liées à l'excès de poids. L'obésité peut avoir une origine génétique mais elle est aussi influencée par l'environnement familial surtout dans l'enfance. Des travaux particulièrement intéressants ont été consacrés à la relation obésité/lombalgies par l'étude de paires de jumeaux. L'analyse se base sur l'observation de l'état de santé des jumeaux : sont-ils ou non obèses, sont-ils ou non lombalgiques, ou sont-ils obèses et lombalgiques ? Les conclusions de ces études sont globalement en faveur d'un lien entre obésité et douleurs du dos, mais elles ne permettent pas de distinguer la part relative entre la génétique et les facteurs environnementaux dans la survenue de l'obésité. Ceci s'explique sans doute par le fait que les jumeaux vivent leur petite enfance dans le même environnement familial. Or c'est dans les premières années de la vie que l'influence familiale sur la survenue de l'obésité est au maximum. Il y a donc confusion entre le facteur génétique éventuel et l'environnement.

Une autre question est de savoir si la dégénérescence discale comporte une part génétique. Des études réalisées à nouveau chez des jumeaux sont en faveur de l'existence d'un facteur familial favorisant l'usure des disques indépendamment des facteurs de risque mécaniques connus. Mais l'usure des disques avec l'âge est très fréquente, pour ne pas dire physiologique ; et elle est le plus souvent indolore. On ne peut donc conclure qu'à une présomption d'un lien entre facteurs familiaux et lombalgies d'origine discale.

Finalement la génétique intervient-elle dans la lombalgie commune ? On ne peut pas répondre simplement par « oui ou non » à ce type de question. La génétique intervient dans tous les processus biologiques. Même les maladies dont personne ne conteste qu'elles soient d'origine environnementale sont influencées par des variables liées à la susceptibilité individuelle. Tout le monde ne fait pas un cancer du poumon pour une quantité identique de tabac fumée. Un microbe comme le bacille tuberculeux ou un virus comme le Covid-19 n'infectent pas 100 % d'une population au cours d'une épidémie et tous les malades n'ont pas les mêmes symptômes. Des facteurs personnels interviennent, et beaucoup d'entre eux sont génétiques. La lombalgie commune et les anomalies des disques intervertébraux sont favorisées essentiellement par la sédentarité, les efforts de soulèvement, les vibrations, les postures au travail et le surpoids. Mais il est très probable que des facteurs individuels hérités influencent leur apparition. Certains sont directement impliqués dans la physiologie du rachis : le morphotype, la musculature, la souplesse articulaire et ligamentaire et la résistance du cartilage. Il faut ajouter à cette liste la sensibilité individuelle à la douleur et les variables psychiques. L'influence de tous ces facteurs potentiellement génétiques n'est pas pour autant évidente à prouver car la très grande fréquence du mal de dos dans la population rend difficile leur individualisation.

Malgré toute l'importance que revêt la poursuite de ces recherches épidémiologiques et génétiques, elles ne permettent pas à ce jour de modifier la prise charge et la prévention des douleurs du dos. Ce qui reste prioritaire, c'est d'agir sur les facteurs qui sont à notre portée : favoriser l'exercice physique, éviter le surpoids et adopter les bons gestes et les bonnes postures au cours des efforts au travail comme dans la vie courante.

GROSSESSE

Les deux tiers des femmes enceintes souffrent du dos : de lombalgies surtout, mais aussi de dorsalgies. Les douleurs peuvent débuter à tout moment au cours de la grossesse et elles ont tendance à augmenter avec le temps. Ces douleurs ont un impact certain sur la qualité de vie en général et l'efficacité au travail. Les traitements des lombalgies au cours de la grossesse sont différents et les options sont réduites. C'est pourquoi tout doit être mis en œuvre pour prévenir les douleurs ou au moins les limiter.

Les douleurs lombaires de la grossesse s'expliquent en partie par la prise de poids abdominale et l'augmentation de la courbure lombaire (hyperlordose). Mais ce sont surtout les modifications musculaires et tendineuses dues aux effets des hormones qui en sont responsables. Les tendons et les muscles abdominaux ainsi que ceux du bassin et de la région lombaire deviennent se relâchent ; c'est nécessaire pour permettre de porter le fœtus et préparer le bassin à l'accouchement. De ce fait, le rachis est moins fermement tenu, ce qui favorise les tensions sur les ligaments et les disques entre les vertèbres et donc la survenue de douleurs. Il faut savoir que ces modifications physiologiques ne disparaîtront que progressivement, quelques semaines après l'accouchement. Le post-partum est donc aussi une période propice aux douleurs du dos. Cependant, des douleurs apparues pour la première fois au cours d'une grossesse ne sont pas le signe d'une fragilité particulière : elles ne persisteront pas au-delà.

La colonne vertébrale étant passagèrement redevenue plus vulnérable, il faut lui éviter toutes les contraintes non indispensables. Une prise de poids excessive favorise évidemment la survenue de douleurs. D'une manière générale, mieux vaut limiter les efforts de soulèvement. Mais si l'on doit soulever un objet ou un enfant, il faut s'accroupir en fléchissant les jambes et garder le dos droit lorsque l'on se relève. L'effort est alors supporté surtout par les muscles des cuisses. Comme chez tout lombalgique, les mouvements de torsion du dos et les postures cambrées sont néfastes. Mais chez la femme enceinte, c'est encore plus vrai. Du fait que la musculature abdominale est moins ferme, les contraintes sont entièrement supportées par les disques*.

Pour éviter les douleurs en position assise, le dos doit être maintenu droit, si besoin à l'aide d'un coussin. Il est très important de garder une position correcte si l'on travaille assise, notamment devant un écran. Des petites pauses avec mouvements de détente du cou, des épaules et du dos sont nécessaires toutes les trente à quarante minutes. Debout, la meilleure position est celle qui assure une répartition du poids équilibrée sur les deux pieds. Les talons hauts sont à proscrire. La nuit, la femme enceinte a souvent du mal à trouver une bonne position pour dormir. Il est généralement recommandé de s'allonger sur le côté. De plus il est important d'avoir un lit ferme ; si besoin une planche glissée entre le sommier et le matelas suffit à résoudre le problème à peu de frais.

Qu'en est-il des médicaments antalgiques ? Si les douleurs sont fortes on peut prendre du paracétamol. Mais comme pour toute prise de médicament pendant la grossesse, la dose doit être la plus faible possible (sans dépasser trois grammes par jour) et la durée limitée au strict nécessaire. Les anti-inflammatoires non stéroïdiens* sont à éviter au cours des six premiers mois et ils sont totalement contre-indiqués au cours du troisième trimestre, en raison des risques de malformation et de la toxicité rénale pour le fœtus. Ils sont également déconseillés pendant l'allaitement. Dans les rares cas de douleurs rebelles ou de sciatique* ou de cruralgie*, le rhumatologue pourra si besoin prescrire un traitement local par infiltrations* de cortisone. L'usage des médicaments étant limité, les autres moyens de soulager la douleur sont évidemment à privilégier. Le port temporaire d'une ceinture adaptée aux femmes enceintes peut aider, tout comme les massages. Le repos couché est parfois indispensable, en période aiguë ; mais comme dans les autres cas de douleurs du dos, le repos doit être le plus bref possible. Car la reprise rapide de l'exercice et de l'activité musculaire a un effet bénéfique : l'activité est antalgique et prévient les rechutes. Les exercices de détente et assouplissement du dos sont à connaître : ils sont largement diffusés dans les documents fournis aux femmes enceintes.

En voici un à titre d'exemple. Vous êtes à quatre pattes avec les genoux juste en dessous des hanches et vos bras sont tendus : le dos est horizontal. Dans un premier temps, vous contractez les abdominaux et montez le dos vers le haut en baissant un peu la tête et le bassin, tout en gardant les bras tendus. Après avoir maintenu cette position pendant quelques secondes, vous relâchez et revenez à la position initiale sans cambrer. Vous pouvez répéter cet exercice une dizaine de fois tous les jours ou un jour sur deux. Il permet de maintenir la souplesse et d'entretenir la musculature. La gymnastique est fortement recommandée au cours de la grossesse. Différentes formules existent : gymnastique en salle ou en piscine, seule ou en groupe. Dans tous les cas, il est prudent de se faire conseiller au moins au début par un professionnel. Mais le plus important, c'est d'effectuer des exercices adaptés tout au long de la grossesse et de les reprendre dès que possible après l'accouchement.

H

HANDICAP

Le premier lumbago qui survient en général chez un homme ou une femme jeune en pleine santé provoque un douloureux effet de surprise ; mais la douleur ne dure pas et on l'a vite oubliée. Mais quand le second s'est produit alors qu'on ne faisait que soulever son enfant de 18 mois ou de se baisser pour ramasser un objet à terre, l'inquiétude s'installe : que vais-je devenir ? Est-ce que je vais être handicapé ? L'interrogation n'est pas toujours exprimée, mais elle est ressentie et cela se comprend. La douleur prend le milieu du corps, s'exacerbe à toute tentative de mouvement. On se sent bloqué et c'est angoissant. Cette crainte du handicap physique est bien sûr de plus en plus présente avec le temps si les épisodes de lombalgies se répètent. Mais risque-t-on vraiment de devenir handicapé à cause des lombalgies ?

Il faut préciser ce que l'on entend par handicap. Le sens du terme « handicap physique » est assez simple : il s'agit d'une faiblesse du corps qui empêche d'agir librement. En fait, le mot handicap vient de l'anglais et désignait initialement une course de chevaux dans laquelle les chances sont égalisées en pénalisant les meilleurs par un poids à porter ou une distance supplémentaire à courir. En médecine, le terme handicap s'utilise en cas de déficience avérée qu'elle soit physique, motrice ou visuelle par exemple, ou mentale.

Le handicap appartient aussi au domaine de la protection sociale. La loi de 2005 en donne la définition suivante :

> Constitue un handicap, au sens de la présente loi, toute limitation d'activité ou restriction de participation à la vie en société subie dans son environnement par une personne en raison d'une altération substantielle, durable ou définitive d'une ou plusieurs fonctions physiques, sensorielles, mentales, cognitives ou psychiques, d'un polyhandicap ou d'un trouble de santé invalidant.

Dans ce cadre, la personne en situation de handicap a des droits particuliers et peut bénéficier de prestations sociales. Ce point est capital, car la non-obtention d'une compensation à laquelle on estime avoir droit est une cause évidente de frustration. De plus, certains patients douloureux chroniques se sentant à bout de leurs ressources psychologiques et manquant d'appuis extérieurs pour reprendre une vie active trouvent refuge dans la reconnaissance d'un statut de handicapé. Alors la lombalgie peut-elle provoquer, selon les termes du législateur, une « altération substantielle durable ou définitive d'une ou plusieurs fonctions » ? Rassurez-vous ! pour la très grande majorité des lombalgiques, la réponse est non. La lombalgie est et reste une maladie bénigne dans la plupart des cas. La douleur est due à des tensions et contractures musculaires et ligamentaires sans aucune lésion ou anomalie osseuse ou articulaire. Les épisodes de lombalgies peuvent se répéter, c'est vrai, mais l'aggravation ou le passage à la chronicité restent rares. Les mesures de prévention basées sur l'entretien d'une bonne forme physique générale, la pratique d'exercices physiques et de sports adaptés, ainsi que le fait d'éviter les postures à risque s'avèrent largement efficaces chez la plupart des patients. La lombalgie commune, de loin la plus fréquente, n'est donc pas une cause de handicap. Mais les complications des lombalgies ont parfois une évolution plus sévère. Certains cas de hernie discale ayant entraîné une sciatique* ou une cruralgie* peuvent avoir provoqué une paralysie d'un nerf du membre inférieur. C'est le cas aussi du rétrécissement du canal lombaire dû à l'arthrose des articulations intervertébrales* qui peut entraîner des douleurs, des paralysies et des incontinences. Mais ces cas sont rares au sein des millions de lombalgiques. De plus, ces complications ne laissent des séquelles que lorsque le traitement n'a pas été appliqué à temps. C'est une situation devenue exceptionnelle en France où l'on dispose d'un bon réseau de soins médicaux et chirurgicaux pour la prise en charge des complications neurologiques des hernies discales et de l'arthrose vertébrale.

Ce sont surtout les lombalgies devenues chroniques qui présentent un risque de handicap. Une lombalgie devient chronique quand elle évolue depuis plus de trois mois à six mois selon les définitions, en excluant les lombalgies que les médecins appellent « secondaires », celles qui sont dues à une maladie comme un cancer, une infection ou une maladie inflammatoire. Les lombalgies chroniques ne représentent qu'environ 2 % de l'ensemble des cas de lombalgies. La chronicité vient le plus souvent au cours de l'évolution de lombalgies secondaires liées des risques professionnels. Au travail, les causes de lombalgie sont avant tout la manutention et le port de charges lourdes, les vibrations mécaniques, la conduite d'engins, mais aussi le travail assis devant écran. L'évolution vers la chronicité résulte souvent de l'adjonction à une cause professionnelle de facteurs aggravants comme la sédentarité, le surpoids ou la coexistence d'un autre problème de santé. De même, les difficultés liées à l'environnement au sein de l'entreprise jouent un rôle important dans le risque de chronicisation de la douleur. Le lombalgique est parfois rebuté dans ses efforts de reprise d'activité par l'absence de prise en considération des besoins d'adaptation du poste de travail, voire par une attitude suspicieuse de ses collègues ou de l'encadrement.

D'autre part, les facteurs psychologiques personnels constituent un élément clé du risque d'échec thérapeutique et de passage à la chronicité. Une équipe de rééducateurs hospitaliers français a évalué, à l'aide d'échelles adaptées, la prévalence des peurs et des croyances, du catastrophisme (angoisse de l'aggravation) et de la peur du mouvement (la « kinésiophobie ») chez des lombalgiques chroniques. Il s'agissait d'un groupe de 50 patients d'âge moyen ; ils étaient sévèrement atteints et beaucoup souffraient depuis des années. L'évaluation a été faite avant le début de leur prise en charge en rééducation : 70 % d'entre eux déclaraient que leur maladie avait un retentissement fonctionnel important et décrivaient une altération de leur qualité de vie. Il existait une corrélation entre le retentissement fonctionnel et la durée de la lombalgie et de l'arrêt de travail, ce qui n'est pas très surprenant. Mais cette étude a surtout eu le mérite de montrer que l'anxiété est « un élément déterminant dans la genèse du catastrophisme et de la kinésiophobie associée à la douleur chronique». La kinésiophobie pérennise la douleur car elle est source de sédentarité et de perte de force musculaire; elle s'oppose à la guérison en contrariant les chances de succès de la rééducation. Il est essentiel que le rééducateur et le patient lui-même prennent en compte cet élément au cours de la prise en charge.

Chez tous les lombalgiques la répétition des épisodes douloureux risque de provoquer un état de kinésiophobie. Cette réaction naturelle n'est nullement anormale et encore moins condamnable moralement. Elle vient d'une sorte de réflexe archaïque destiné à éviter de reproduire une situation qui pourrait être dommageable pour le corps. C'est le prolongement logique de l'alerte qu'a déclenchée la sensation de douleur. Le problème est que dans les douleurs chroniques, cette réaction a tendance à s'autonomiser et à persister indépendamment de tout besoin. Elle est devenue inadaptée et dangereuse; mais il n'est pas si facile de s'en convaincre. Si l'on ne parvient pas à surmonter seul la kinésiophobie il faut en parler à son rééducateur ou à un autre professionnel de santé. Le handicap secondaire à des lombalgies s'observe donc dans deux principales circonstances. La première est due aux complications neurologiques graves des hernies discales* et de l'arthrose vertébrale*; ces cas sont très rares parmi l'ensemble des lombalgiques. La seconde vient des lombalgies chroniques d'origine professionnelles. Elles sont encore trop fréquentes. Nombre d'entre elles auraient pu être évitées par des mesures de prévention adaptées tant sur le plan personnel que professionnel et en intégrant la prise en compte des facteurs psychologiques dans la prise en charge thérapeutique.

HERNIE DISCALE

Histoire de Sébastien

Sébastien a 42 ans ; il est marié et père de deux jeunes enfants. Il est cadre dans l'administration, mais il est loin d'être un sédentaire : c'est un sportif mince et musclé pratiquant régulièrement la natation, le vélo et la musculation. Il a eu, dans le passé, quelques lumbagos, mais n'y a pas porté beaucoup d'attention. Ce matin-là, en se levant, Sébastien a tout de suite compris que la journée s'annonçait mal. Après une nuit ponctuée de levers douloureux pour tenter de soulager ses lombalgies, il s'est mis à ressentir une douleur dans la fesse gauche irradiant derrière la cuisse et la jambe jusqu'au pied. Sa douleur, qui est caractéristique d'une sciatique*, ne s'est pas atténuée dans la matinée. Il a eu beaucoup de mal à faire sa toilette et a dû demander à sa femme de l'aider à s'habiller puis d'accompagner les enfants à l'école à sa place. Il a toussé deux ou trois fois ce qui a déclenché une exacerbation en coup de poignard dans la région lombaire et une sensation de décharge électrique dans le pied gauche. Après avoir pris un gramme de paracétamol et un anti-inflammatoire non stéroïdien, Sébastien s'est couché sur son lit. L'immobilité totale était le seul moyen de ne pas avoir mal. La situation devenant intenable, un médecin d'urgence a été appelé : il a décidé d'adresser Sébastien aux urgences de l'hôpital. Le lendemain, il était hospitalisé en rhumatologie. La prise en charge de Sébastien a d'abord consisté à soulager sa douleur qui était intense et résistante au point qu'il a fallu lui prescrire brièvement un antalgique opiacé*. L'examen clinique a confirmé qu'il s'agissait d'une sciatique non compliquée de signes de souffrance du nerf, c'est-à-dire sans paralysie, ni troubles de la sensibilité. L'IRM lombaire a révélé une hernie discale touchant une racine du nerf sciatique. Sébastien a été traité par les corticoïdes* en comprimés pendant quelques jours et par deux infiltrations* dans la région lombaire. Il a pu rentrer chez lui au bout d'une semaine et a fini par guérir complètement sans opération. Plusieurs années après cet épisode, Sébastien va bien ; il continue à faire de la gymnastique abdominale et à pratiquer ses sports favoris, au prix de quelques précautions pour ne pas cambrer la région lombaire. Pour la petite histoire, trois ans après sa sciatique, un médecin a tenu à lui prescrire une nouvelle IRM, ce qui n'était pas nécessaire en l'absence de rechute : la hernie était moins nette mais toujours visible. Il est vraisemblable qu'elle se calcifiera peu à peu et demeurera silencieuse

La hernie discale est la conséquence de la détérioration du disque intervertébral*. Le disque est un anneau situé entre deux vertèbres. C'est un tissu fibreux avec, en son milieu, une partie plus dense appelée noyau *(nucleus pulposus).* Le disque facilite les mouvements entre les vertèbres et joue un rôle d'amortisseur. Au fil des années et des contraintes infligées au rachis, le tissu discal dégénère et perd sa résistance. Il peut se déchirer, entraînant la saillie du noyau vers l'arrière du disque : c'est la hernie discale. La hernie peut provoquer des douleurs lombaires aiguës. De plus, comme l'espace compris entre l'arrière des disques lombaires et les racines des nerfs est très serré, la hernie peut venir au contact d'une racine nerveuse. Ce contact peut provoquer une inflammation voire une compression de la racine qui se traduit par des névralgies telles que la cruralgie* ou la sciatique*.

La hernie discale peut survenir à tous les étages de la colonne vertébrale mais touche plus souvent le rachis lombaire parce que c'est là que les contraintes sur les disques sont maximales. Les hernies de la région dorsale ne donnent que rarement des douleurs. Quant aux hernies cervicales, elles sont rares mais parfois graves. Bien que les maladies du rachis cervical ne fassent pas partie des objectifs de ce livre, je me dois de rapporter deux cas très spectaculaires de hernies cervicales traumatiques compliquées de névralgies cervico-brachiales qu'il a fallu opérer rapidement. L'une est survenue chez un manœuvre qui était tombé dans une tranchée en portant un sac de ciment sur l'épaule et l'autre chez un acrobate lors de la chute de sa partenaire qu'il tenait au-dessus de lui sur un bras.

Aussi étonnant que cela puisse paraître, certaines hernies discales peuvent être silencieuses : on peut parfaitement en avoir une sans jamais en souffrir. On en découvre de plus en plus souvent sur des scanners ou des IRM prescrites pour une autre raison chez des personnes qui n'ont jamais eu de douleurs lombaires ou sciatiques.

Cependant, beaucoup de hernies discales provoquent des lombalgies, et moins souvent des cruralgies ou des sciatiques comme celle de Sébastien. Une des caractéristiques communes des douleurs de la hernie discale est qu'elles augmentent avec la pression abdominale. C'est ce qui se produit lors de la toux, de l'éternuement ou lors des efforts de défécation. Mieux vaut ne pas être enrhumé !

Lorsque la hernie discale survient sur une colonne vertébrale déjà affectée par une arthrose entre les articulations postérieures des vertèbres elle peut aggraver une situation que l'on appelle le « canal lombaire rétréci ». La conséquence fâcheuse de ce rétrécissement est de comprimer plusieurs racines nerveuses, non seulement celles du nerf crural ou sciatique mais aussi celles des nerfs qui commandent les sphincters vésical et anal. C'est pourquoi le médecin doit toujours demander au malade qui a une sciatique s'il a des difficultés à sentir les besoins d'uriner ou d'aller à la selle. Si cela était le cas, la situation serait beaucoup plus inquiétante et devrait être traitée en urgence.

Le diagnostic de hernie discale est évoqué par les caractéristiques particulières de la douleur lombaire, notamment son renforcement à la toux et à l'éternuement. Mais il ne peut être affirmé que par l'imagerie. Les simples radiographies ne montrent qu'un pincement d'un ou de plusieurs disques ce qui n'est pas très caractéristique. L'IRM est le meilleur examen pour le diagnostic de hernie discale. Elle permet de visualiser la hernie et de préciser si elle est ou non en contact avec une racine nerveuse. Dans les rares cas de contre-indication à l'IRM (comme le fait de porter un stimulateur cardiaque ou d'être claustrophobe), on fait un scanner (tomodensitométrie).

Il est fondamental de savoir que l'on traite avant tout les conséquences de la hernie, et beaucoup moins souvent la hernie elle-même. Au moins 90 % des cas de douleurs lombaires par hernie discale guérissent en moins d'un mois sans chirurgie. En effet, avec le temps, la hernie se rétracte peu à peu et le jeu articulaire redevient identique à ce qu'il était juste avant l'épisode douloureux. C'est pourquoi les traitements de la douleur lombaire par hernie discale ne sont pas différents de ceux des lombalgies communes : repos* de courte durée, antalgiques et anti-inflammatoires* non stéroïdien et parfois ceinture de maintien lombaire*. La présence d'une hernie discale ne contre-indique pas la reprise rapide des activités, la rééducation* et la pratique des sports en évitant ceux qui sont dangereux*. La majorité des cas de hernies compliquées de sciatique ou de cruralgie sont, pour les mêmes raisons traitées sans particularités. Mais, comme la douleur est plus intense, il est parfois nécessaire d'employer des traitements plus puissants comme les corticoïdes par voie buccale ou par infiltrations et les immobilisations par lombostat. Cependant, certains malades doivent être opérés. L'intervention consiste à enlever le tissu discal détérioré, ce qui lève l'inflammation et l'éventuelle compression d'une racine nerveuse. Cette chirurgie*, outre les risques communs à toute intervention, a pour inconvénient de laisser un espace entre deux vertèbres sans l'amortisseur que représentait le disque, ce qui expose aux rechutes. Il existe des techniques d'implants discaux mais ils ne garantissent pas l'absence de récidives douloureuses ou de raideurs quelques années plus tard. C'est pourquoi la chirurgie n'est justifiée que dans des cas bien précis comme les douleurs insupportables rebelles aux autres traitements et surtout dans les cas où existent des signes de souffrance d'un nerf, c'est-à-dire une insensibilité ou une faiblesse musculaire. Ces signes traduisent la compression importante du nerf qui peut, à la longue, créer des lésions définitives et laisser des séquelles : paralysie du membre inférieur et incontinence des urines ou des selles. Devant ces signes de souffrance nerveuse, l'intervention sur la hernie devient non seulement indispensable, mais urgente. Un retard à la levée de la compression pourrait entraîner un handicap durable.

I

IMAGERIE : RADIOS, SCANNER ET IRM

Dans certains cas, il est indispensable de vérifier si les douleurs du dos ne sont pas provoquées par une lésion vertébrale, discale ou parfois une anomalie sur un organe proche du rachis. Pour établir un diagnostic précis on s'appuie essentiellement sur l'imagerie. Dans le domaine des lombalgies, les trois techniques d'imagerie médicale les plus utilisées sont : la radiographie, le scanner et l'IRM.

La radiographie, méthode simple, peu coûteuse et « non invasive » ne comporte pratiquement aucun danger, la dose de rayons apportée au cours d'un examen étant très faible. Malgré cette innocuité, il est admis par tous les experts qu'il n'est pas nécessaire de prescrire systématiquement des radiographies à une personne jeune, bien portante, qui vient de faire une lombalgie aiguë et chez qui rien ne fait craindre un autre diagnostic. Dans la grande majorité des cas, il s'agit d'une lombalgie posturale ou liée à l'effort : le mal de dos a pour origine des contractures musculaires et des raideurs ligamentaires. C'est ce qu'on appelle « la poussée de lombalgie aiguë » ou le « lumbago* » : c'est une pathologie bénigne d'évolution favorable qui requiert la correction d'éventuels problèmes de posture lors des efforts, la pratique d'exercices d'assouplissement et de musculation, au besoin de la kinésithérapie et des antalgiques simples. Les articulations entre les vertèbres sont indemnes et les disques ne sont pas lésés : si l'on pratiquait des radiographies, elles seraient normales.

Mais si le mal de dos persiste ou récidive ou si le contexte est préoccupant, une imagerie devient nécessaire pour établir un diagnostic. Le médecin prescrit d'abord une série de radiographies : rachis dorsal et lombaire de face et profil et souvent des incidences de trois quarts de la colonne lombaire. Les radiographies du rachis permettent de vérifier la forme des vertèbres, l'existence d'éventuels glissements de vertèbre (spondylolisthésis*) ou encore une fracture (tassement* vertébral). La radiographie montre en outre correctement les signes de l'arthrose en particulier entre les articulations postérieures. Un avantage de la radiographie par rapport à l'IRM et au scanner (qui se font le patient étant allongé) est que les clichés peuvent être réalisés en position debout ce qui permet d'apprécier la rectitude du rachis et de déceler une éventuelle scoliose. Enfin, les radios de profil suffisent à dépister l'anomalie discale la plus couramment en cause dans les lombalgies chroniques : la dégénérescence du tissu discal. Elle entraîne une diminution de hauteur de l'espace entre deux vertèbres qu'on appelle le pincement discal.

Le scanner est une méthode d'imagerie beaucoup plus sensible que la radiographie et il est largement utilisé dans tous les domaines de la médecine : en un an, les radiologues français pratiquent plus de 13 millions de scanners. Mais qu'est-ce qu'un Scanner ? Pour être précis, le terme « scanner » est impropre. L'examen s'appelle en fait la tomodensitométrie, ce qui veut dire coupes de mesures de densité[1]. Cette technique, apparue il y a plus de cinquante ans, a représenté une innovation majeure dans le domaine de l'imagerie médicale.

Le scanner n'est pas un examen totalement dénué de risques. Il implique l'administration de rayons X, certes en quantité faible, mais les rayons X reçus au cours de notre vie s'accumulent ce qui peut finir par représenter un risque si l'on répète les examens de ce type. D'ailleurs, des restrictions existent notamment en cas de grossesse. Au cours du scanner, on fait souvent une injection intraveineuse d'un produit de contraste destiné à mieux individualiser certaines parties d'un organe sur les images. Or ces produits peuvent parfois provoquer des réactions allergiques ou mêmes toxiques localement.

L'IRM (Imagerie par Résonance Magnétique) est une technique plus récente que le scanner. La grande différence entre les deux est que l'IRM n'utilise pas les rayons X. Le principe de l'IRM (résumé à l'extrême car il est en fait très

---

1. La tomodensitométrie réalise une mesure de la densité des tissus à partir de l'absorption des rayons X. Le grand progrès vient du couplage de l'appareil de radio à un ordinateur programmé pour reconstruire des images à partir de ces mesures. Les images du scanner sont des coupes ou tranches horizontales plus ou moins fines de l'organe que l'on étudie. Au fil du temps de nombreuses fonctionnalités sont venues enrichir la tomodensitométrie permettant de faire des diagnostics avec plus de précision et de justesse. Pour être complet, le mot « scanner » qui est employé par tout le monde y compris par les médecins vient du verbe anglais « to scan » qui signifie examiner, scruter. Les Anglo-américains emploient pour dénommer la technique le terme « Computerized Tomography Scan », c'est-à-dire tomographie.

complexe[2]) consiste à diriger des champs magnétiques sur un tissu pour provoquer des résonances des atomes à partir desquelles l'ordinateur construit des images en trois dimensions. L'IRM permet aujourd'hui de produire des images d'une très grande précision. Elle n'expose à aucun rayonnement. Cependant, la résonance magnétique peut être dangereuse pour les personnes chez qui ont été implantées des prothèses métalliques, ceux qui ont des tatouages et elle est formellement contre-indiquée chez les porteurs de pacemaker cardiaque. Les complications de l'IRM sont assez peu fréquentes : la première est l'intolérance due à la claustrophobie (la personne est placée dans une sorte de tunnel étroit et bruyant pendant une vingtaine de minutes) ; la seconde complication vient de la toxicité potentielle de certains produits injectés pendant l'examen pour affiner les images. Enfin, il faut savoir que l'IRM est un équipement lourd, nécessitant une implantation complexe et qu'il est globalement très coûteux non seulement à installer mais aussi à entretenir. Le nombre d'IRM disponibles en France reste encore aujourd'hui insuffisant. Il en résulte des délais d'attente variables selon les villes et les régions.

Le scanner et l'IRM sont-ils utiles au cours du mal de dos ? La réponse à cette question est : pas du tout dans la majorité des cas mais énormément dans une minorité. Car, répétons-le, dans la grande majorité des cas, le mal de dos est une pathologie bénigne d'origine posturale et il n'y a aucune lésion à visualiser. Ce message pourtant simple a cependant

2. Le prix Nobel de médecine a été attribué en 2003 à l'américain Paul Lauterbur et au britannique Peter Mansfield dont les travaux sur la résonance magnétique nucléaire ont permis la mise au point de l'IRM.

du mal à être accepté par certains patients. Les examens d'imagerie ont une incontestable aura. C'est la conséquence compréhensible de leurs succès. Pour certains, ne pas avoir passé un scanner ou une IRM pour leur lombalgie serait inconcevable ; ce serait même le signe d'une négligence.

Voici une histoire qui montre qu'ils ont tort. Un patient d'une cinquantaine d'années entre dans mon cabinet de consultation ; tout en répondant à mon bonjour, il sort d'un sac en plastique une quantité considérable de résultats d'examens d'imagerie. Il m'expose qu'il souffre de lombalgies récidivantes depuis des années. Ce patient est employé de bureau et ne pratique aucun sport ni activité physique suivie. Il n'a aucun passé de maladie sévère ou chronique ; l'examen clinique est rassurant, la seule anomalie objective étant un surpoids modéré. Les premières radiographies n'ont montré aucune anomalie en dehors d'une discrète attitude en scoliose. Malgré les conseils d'hygiène de vie et la prescription de séries de séances de kinésithérapie, la situation est restée identique : il a continué à avoir des poussées de quelques jours de douleurs lombaires qui finissaient par passer. Un rhumatologue consulté a prescrit un scanner qui n'a montré aucune anomalie. À la poussée suivante, il a consulté un autre spécialiste qui a cette fois conseillé une IRM laquelle donné le même résultat normal. Au total 5 scanners et IRM normaux se sont accumulés en moins de trois ans. Ils n'ont servi à rien, pas même à rassurer le malade puisqu'en les répétant on ne faisait que l'encourager à penser qu'ils allaient finir par apporter la preuve d'une lésion curable. Ce cas n'est malheureusement pas exceptionnel.

Il est totalement inutile de pratiquer un scanner ou une IRM à chaque poussée douloureuse de lombalgie en l'absence d'anomalie connue précédemment ou de signes d'alerte. La bonne pratique médicale consiste à ne prescrire un examen – qu'il s'agisse d'imagerie, de biologie ou autre – que lorsqu'on en attend une aide pour la décision thérapeutique. Autrement dit, puisque dans la majorité des cas de lombalgie aiguë il n'y a aucune lésion sur laquelle il pourrait s'avérer nécessaire d'intervenir par chirurgie ou infiltration, il ne sert à rien d'en rechercher. Non seulement c'est inutile, mais c'est même dangereux ! Il faut savoir que le scanner et l'IRM sont des examens très sensibles, capables de détecter des anomalies infimes et quelquefois sans signification réelle. Le risque est alors de s'inquiéter à tort de telles images et de se lancer dans d'autres investigations inutiles et parfois même invasives donc potentiellement dangereuses. En outre, il est choquant que des malades qui en ont un besoin urgent soient obligés d'attendre plusieurs jours un rendez-vous d'IRM alors que ces examens coûteux sont pratiqués sans justification à d'autres personnes.

L'imagerie de la colonne vertébrale s'avère nécessaire dans certaines situations. C'est le cas lorsque la lombalgie devient chronique, c'est-à-dire qu'elle évolue depuis plus de trois mois ou qu'elle récidive depuis plus d'un an. Il faut alors connaître précisément l'état des articulations entre les vertèbres et celui des disques pour faire les meilleurs choix de traitement dans une situation qui peut devenir particulièrement difficile. L'imagerie devient indispensable lorsqu'on est alertés par certains symptômes sur la possibilité d'une cause inhabituelle et grave à la douleur du dos : une douleur exacerbée la nuit, l'existence d'une fièvre ou une perte de poids involontaire (ce sont les « drapeaux rouges »). La douleur peut alors être révélatrice d'une maladie infectieuse ou inflammatoire ou encore d'un cancer. En cas de signes d'atteinte neurologique comme une sciatique* et surtout lorsqu'il existe une baisse de sensibilité ou de force d'un pied ou de la jambe, le scanner ou l'IRM sont à faire sans délai. Ils montrent avec précision la cause de la compression d'une racine nerveuse : le plus souvent une hernie discale* ou une arthrose intervertébrale*. L'imagerie est encore justifiée si la lombalgie est survenue après une chute ou un traumatisme important pour visualiser une ou des fractures, notamment chez une personne âgée ostéoporotique

Il reste un point assez délicat à aborder : dans les cas où le médecin estime qu'une imagerie plus sensible que les radios est nécessaire, faut-il faire en premier un scanner ou une IRM ? En l'absence de contre-indication à l'un ou à l'autre, la tendance générale actuelle est de donner une préférence à l'IRM car elle permet une analyse au moins aussi fine que le scanner sans avoir l'inconvénient d'administrer des rayons X. Mais deux autres facteurs viennent nuancer cette position. Le premier est que le radiologue peut légitimement préférer, pour des raisons techniques, faire un scanner plutôt qu'une IRM dans une situation donnée. La seconde considération est que les délais d'attente pour l'IRM étant longs, il est souvent dans l'intérêt du patient de pratiquer en premier lieu un scanner.

INFILTRATIONS

Une infiltration est un traitement par injection d'un médicament à l'endroit de la lésion. Dans les lombalgies, la substance injectée est un corticoïde car c'est le plus puissant anti-inflammatoire disponible ; il peut être associé à un anesthésiant. L'effet recherché est une diminution de l'inflammation locale qui est en grande partie responsable de la douleur. L'infiltration ne guérit pas les lésions discales ou l'arthrose ; c'est un traitement antalgique. Selon les cas, on essaie de déposer le corticoïde au voisinage d'une racine nerveuse ou au plus près du disque ou encore au contact d'une articulation postérieure de la colonne vertébrale.

La technique de l'infiltration rachidienne la plus usuelle, appelée infiltration épidurale, n'est pas très éloignée de celle de l'anesthésie péridurale de l'accouchement : on utilise une aiguille longue et fine qui passe dans le dos entre les vertèbres pour atteindre la région souhaitée. Une infiltration rachidienne de corticoïde est un acte médical « invasif » qui comporte des risques de complications : infection, hémorragie, lésion nerveuse. Ces complications sont certes rares mais elles doivent peser dans l'évaluation du rapport bénéfice/risque. Le geste se fait en ambulatoire mais avec des précautions rigoureuses d'asepsie ; il est précédé ou accompagné d'une anesthésie locale. Les infiltrations sont le plus souvent réalisées par des rhumatologues mais aussi par les neurologues, les neurochirurgies ou les radiologues ; on les fait d'ailleurs aujourd'hui de plus en plus souvent sous contrôle radiologique. Une infiltration rachidienne de corticoïde n'est donc pas un traitement anodin. Pour utiliser une comparaison militaire, c'est la dernière arme de l'escalade thérapeutique avant la chirurgie. Les infiltrations sont réservées essentiellement aux douleurs intenses et prolongées dues aux complications nerveuses des maladies discales et vertébrales telles que la sciatique* ou la cruralgie* ou encore les compressions de plusieurs racines nerveuses dans un canal lombaire rétréci* par l'arthrose.

Les infiltrations ont connu un succès universel au cours des dernières décennies : un grand nombre de patients ont été traités par infiltrations de corticoïdes pour des lombalgies compliquées ou non de sciatique ou de cruralgie. Leur efficacité thérapeutique a probablement été surestimée. L'effet antalgique existe, mais il est passager. Même si ce n'est pas négligeable pour un malade qui souffre, c'est peu si l'on considère les risques. De plus, la durée de l'effet anti-inflammatoire du produit injecté ne peut excéder quelques jours voire quelques semaines pour les corticoïdes retard.

L'infiltration est un geste thérapeutique entouré d'un protocole assez intimidant. Le praticien est en tenue quasi chirurgicale, un champ opératoire est placé, on fait une désinfection locale à l'iode. Le médecin a informé le malade des risques et lui a demandé son consentement. Le patient ressent toute l'importance du geste thérapeutique et on sait que ce sont des conditions qui sont porteuses d'un fort potentiel d'effet placebo. Une publication de 2020 reprend tous les essais thérapeutiques qui ont comparé l'efficacité des infiltrations rachidiennes de corticoïdes à une infiltration placebo chez des patients souffrant de sciatique ou d'autres compressions de racines nerveuses. Les résultats cumulés sont en faveur d'un effet thérapeutique des infiltrations, mais seulement à un niveau faible. En clair, l'effet sur la douleur et la mobilité est réel mais la différence avec le placebo n'est que de 10 % et l'amélioration n'est que de courte durée. La pratique actuelle est bien différente de ce qu'elle était il y a dix ou vingt ans. On réalise globalement moins d'infiltrations rachidiennes et on n'en fait pratiquement plus dans les lombalgies sans radiculalgie. La Haute Autorité de Santé recommande de réserver les infiltrations épidurales de corticoïdes aux douleurs dues à une compression de racine nerveuse, telles que les sciatiques et les cruralgies, après une évaluation soigneuse du cas et uniquement si des traitements physiques et médicamenteux bien conduits ont échoué. Il n'est pas recommandé de proposer une infiltration en cas de lombalgie chronique sans compression ni douleur d'une racine nerveuse. L'infiltration n'est en aucun cas un traitement de la lombalgie aiguë commune.

L

LUMBAGO

Cela ne prévient pas ! On ressent tout à coup une douleur violente dans le bas du dos comme si l'on vous enfonçait une pointe. C'est ce que les médecins appellent un lumbago.

L'expression « tour de reins » en est un synonyme non médical très employé mais impropre puisque la douleur n'a rien à voir avec les reins. C'est une douleur d'une grande banalité : 90 % des adultes ont eu ou auront un lumbago au cours de leur existence. En général, le lumbago est provoqué par un effort ou par mouvement brusque du dos. On peut déclencher un lumbago en soulevant un objet, pas nécessairement lourd d'ailleurs, ou en faisant un mouvement un peu forcé ou inhabituel. Le fait d'être en déséquilibre et d'effectuer le mouvement avec une certaine torsion du tronc joue un rôle favorisant. Le lumbago est soudain ; c'est une douleur intense qui prend le bas de la région lombaire et peut irradier vers le haut des fesses. La douleur entraîne un blocage du bas du dos qui s'exprime souvent par une phrase comme : « Je suis resté bloqué par un lumbago ! » En effet, sur le coup, toute tentative de mouvement est douloureuse ; il n'est pas rare de rester bloqué plusieurs minutes le tronc fléchi, en avant, sans pouvoir se relever. Le soulagement commence à se produire quand on a pu enfin s'allonger.

Que faut-il faire dans l'immédiat quand on a un lumbago ? Le repos* est bien souvent inévitable tant que la douleur est très intense. Mais il doit être réduit à la durée la plus courte possible. Le repos n'est en fait utile qu'à soulager la douleur sur le moment ; il devient néfaste s'il est prolongé au-delà de quelques heures. Certaines positions permettent, grâce à un étirement progressif, d'atténuer la contrainte sur les disques intervertébraux et de soulager la douleur : elles sont décrites dans l'entrée « assouplissement* et gymnastique ». La prise d'un antalgique* de type paracétamol ou d'un anti-inflammatoire non stéroïdien est souvent indispensable pour pouvoir se lever et reprendre peu à peu des activités. Certains patients ont recours aux manipulations* vertébrales ; leur efficacité n'est pas démontrée par les études cliniques comparatives mais elles peuvent parfois avoir un effet spectaculaire. Certaines précautions sont cependant à prendre : notamment de s'adresser à un praticien autorisé à les pratiquer et d'avoir fait vérifier l'absence de toute anomalie sur une radiographie. Après un lumbago, le retour à une vie normale est possible rapidement ; mais le délai peut aller de quelques heures à deux ou trois jours. Toutes les études comparatives ont montré que la reprise des activités professionnelles était envisageable en moyenne après trois jours de repos relatif. Toutefois, quand le métier comporte des efforts majeurs comme le soulèvement de charges lourdes ou la manutention, une adaptation temporaire est à considérer. Le port d'une ceinture de maintien lombaire est un appoint possible.

Faut-il essayer d'obtenir une consultation et faire faire des radios ? Le lumbago isolé est un symptôme très fréquent, certes impressionnant, mais sans danger. Une personne adulte d'âge moyen en bonne santé n'a pas besoin de consulter un médecin pour cela. Pour ce qui est des radios, le consensus des sociétés savantes repris par la HAS est qu'il n'y a pas d'indication à en faire au décours d'un premier épisode de lumbago. C'est une recommandation admise universellement ; mais elle comporte des exceptions. Si la douleur est survenue à la suite d'une chute ou d'un traumatisme, si elle s'accompagne de fièvre et dans tous les cas où on a un doute sur autre maladie en cours, il vaut mieux consulter un médecin qui pourra, après son examen clinique, prescrire les examens nécessaires.

En fait, même si la douleur est très angoissante, cela ne veut pas dire qu'elle est due à une lésion ou à une maladie. Avoir eu un lumbago ne signifie pas qu'il existe une lésion définitive d'un disque* et encore moins une hernie discale* ; ce n'est pas non plus un symptôme de l'arthrose intervertébrale*.

Le lumbago provient d'une rupture brutale de l'équilibre complexe qui assure la solidité de notre rachis lombaire. Ce dernier est composé de vertèbres séparées par des disques et des articulations et l'ensemble est étayé par de puissants groupes de muscles et de ligaments. C'est ce qui permet à la colonne vertébrale d'être à la fois capable de supporter le poids de toute la partie haute de notre corps mais aussi d'assurer une mobilité dans plusieurs axes (flexion, inclinaisons latérales, rotation et extension). C'est au niveau du disque intervertébral que tout se joue. À l'occasion d'un effort ou d'un mouvement inhabituel, un des groupes musculaires majeurs ne résiste pas et lâche, entraînant un déséquilibre au niveau de l'intervalle entre deux vertèbres. Le mouvement articulaire s'en trouve dévié ce qui provoque un microtraumatisme du disque. Or la partie extérieure du disque est très innervée ; on considère que la microlésion de cette région du disque est le point de départ de la mise en jeu des circuits de la douleur. Ces explications permettent de comprendre comment la douleur survient et sont précieuses pour traiter et prévenir les lombalgies. Le syndrome de Maigne (ou dérangement intervertébral mineur) est un cas particulier. Le patient souffre d'une douleur lombaire basse unilatérale, mais l'origine en est située nettement plus haut, au niveau de la jonction entre la dernière vertèbre dorsale et la première vertèbre lombaire. L'explication de cette douleur « projetée » serait une irradiation suivant le trajet d'un rameau nerveux superficiel sous cutané.

Dans la grande majorité des cas le lumbago est sans gravité et n'aura pas de suite. Les récidives sont possibles mais elles guérissent aussi rapidement. Leur répétition vient souvent de l'existence de facteurs favorisants tels qu'une activité physique insuffisante et un surpoids ou encore de conditions de travail ou de vie particulièrement à risque. On quitte alors le cadre du lumbago pour entrer dans un domaine tout à fait différent qui est celui des lombalgies chroniques*

M

MALADIE PROFESSIONNELLE

La relation forte entre travail et lombalgie est une évidence universellement reconnue. Le travail est un des plus fréquents facteurs favorisant les douleurs du dos, lesquelles impactent la performance professionnelle et la qualité de vie au travail. Tous les métiers sont concernés, mais pas au même niveau de risque. Les lombalgies provoquées par le travail sont liées en majorité aux activités comportant le port de charges lourdes, la station debout ou assise prolongée, la conduite d'engins et camions et, d'une manière générale, les tâches nécessitant des mouvements ou postures contraignants pour la colonne vertébrale.

Tous les malades lombalgiques se posent un jour la question des relations entre leurs douleurs et leur travail. Ils la posent aussi à leur médecin et en attendent des conseils pratiques. Les solutions logiques sont du domaine de la prise en charge thérapeutique et préventive la plus adaptée possible, si besoin avec l'aide du médecin du travail. Mais lorsque la situation ne s'améliore pas et que les arrêts de travail se suivent et s'allongent, le patient peut en venir à demander si son cas peut être reconnu comme une maladie professionnelle ? Qui peut lui répondre et quelle est la marche à suivre ?

Beaucoup, y compris dans le milieu médical, n'ont qu'une notion imprécise de ce qu'est le statut de maladie professionnelle et des règles qui l'encadrent.

> Une maladie est dite professionnelle si elle est la conséquence directe de l'exposition d'un travailleur à un risque physique, chimique ou biologique, ou résulte des conditions dans lesquelles il exerce son activité professionnelle et si elle figure dans un des tableaux du régime général ou agricole de la Sécurité sociale [INRS][1].

La reconnaissance du statut de « maladie professionnelle » donne droit à la prise à 100 % des frais médicaux et au versement intégral des indemnités journalières d'arrêt de travail et si besoin au versement d'indemnités pour incapacité temporaire ou permanente. Les lombalgies sont inscrites dans les tableaux de la Sécurité sociale consacrés aux maladies rhumatologiques. Plusieurs types de travaux ou métiers susceptibles de provoquer des affections chroniques du rachis lombaire y sont mentionnés. Il faut préciser que pour être indemnisable à ce titre, la maladie doit avoir débuté depuis au moins six mois à condition d'avoir exercé ce métier pendant au moins 5 ans.

1. L'institut national de recherche et de sécurité pour la prévention des accidents du travail.

Parmi ces professions et tâches, on trouve :

- La manutention manuelle de charges lourdes dans les métiers du bâtiment, du fret, les mines, le ramassage des ordures, le déménagement, la livraison…
- Les travaux agricoles et la pêche.
- Les soins médicaux et paramédicaux impliquant la manutention de personnes.
- Le brancardage.
- Les travaux exposants à des vibrations, comme la conduite des tracteurs ou des poids lourds.

Cependant, il est précisé dans les tableaux que seules des lombalgies compliquées de sciatique ou de cruralgie peuvent être reconnues. Or, si beaucoup de lombalgies chroniques entraînent, au moins de manière passagère, une douleur irradiant vers la cuisse et la jambe le long des trajets des nerfs sciatique ou crural, ce n'est pas toujours le cas. Une lombalgie chronique non compliquée de sciatique ou de cruralgie peut-elle être considérée comme une maladie professionnelle dans les professions reconnues comme particulièrement à risque ? En théorie, non. Mais il y a des exceptions et des recours sont possibles, notamment pour les cas très invalidants, à condition que les critères de durée d'exposition soient remplis.

Qui fait la demande de reconnaissance de la lombalgie chronique au titre des maladies professionnelles et qui prend la décision ? C'est au médecin traitant ou au spécialiste de rédiger un certificat médical décrivant les symptômes et de remplir un formulaire destiné à la CPAM. Le malade doit aussi demander au médecin du travail de rédiger un avis sur l'imputabilité des symptômes au travail. Enfin, l'employeur fournit également une description de l'exposition au risque.

La CPAM instruit le dossier et prend une décision dans un délai de trois mois. Lorsque la maladie n'entre pas exactement dans les cas prévus, un avis est demandé à un comité régional d'experts.

Malgré la complexité du processus, nombreux sont les lombalgiques qui bénéficient de cette reconnaissance et des avantages qui en découlent. Les maladies du rachis lombaire représentent 7 % de l'ensemble des maladies professionnelles Ce sont bien sûr essentiellement des formes sévères, comme en témoigne le fait que la durée moyenne des arrêts de travail pour les lombalgies reconnues comme maladie professionnelle atteint un an (INRS). Si l'on regroupe l'ensemble des lombalgies liées au travail, c'est-à-dire celles prises en charge au titre des maladies professionnelles plus celles qui sont reconnues comme accidents du travail, on totalise 10 millions de journées d'arrêt de travail perdues. Le coût annuel des lombalgies liées au travail est estimé à 1 milliard d'euros[2]. Le statut de maladie professionnelle permet de compenser les victimes dans les cas justifiés mais il ne doit pas être considéré comme une solution de refuge largement applicable aux situations difficiles à résoudre. Les autorités de santé, les assurances et les mutuelles multiplient les campagnes de sensibilisation et d'éducation pour réduire le fardeau des lombalgies dues au travail et éviter la désinsertion professionnelle avec ses déplorables conséquences humaines et socio-économiques. Les médecins du travail, appuyés si besoin par des ergothérapeutes, jouent un rôle clé au sein de l'entreprise pour favoriser la réinsertion professionnelle du lombalgique chronique. Les rhumatologues et les généralistes

2. Sources : INRS et Assurance Maladie.

de ville doivent se sentir tout autant concernés et participer à la prévention de la lombalgie chronique non seulement par la prise en charge thérapeutique de leur patient mais aussi en l'incitant à reprendre son travail le plus tôt possible. Il est de l'intérêt du lombalgique lui-même d'éviter l'inactivité prolongée. La reprise de l'activité physique et du travail, sous réserve des adaptations nécessaires, sont des éléments indispensables à une évolution favorable de la lombalgie sur le plan médical comme sur le plan personnel.

MASSAGE

Vous avez passé une partie de la journée à faire des cartons pour un déménagement ou à ranger vos archives, à déplacer des meubles ou encore à jardiner. Quelle qu'en soit la cause, le résultat est là : vous avez mal au dos. Au sens propre vous êtes éreinté(e). Par chance, votre voisin, masseur-kinésithérapeute, peut vous recevoir. Un massage profond de la région lombaire a toutes les chances d'apaiser votre douleur et de vous procurer une sensation globale de soulagement et de bien-être.

L'effet antalgique du massage est connu depuis des millénaires. Dans notre société moderne, c'est un acte thérapeutique reconnu par les autorités de santé et dont la pratique est confiée aux masseurs-kinésithérapeutes. Cette entrée est consacrée à l'utilité du massage thérapeutique au cours des douleurs du dos. Les techniques de massages thérapeutiques diffèrent selon les écoles et leurs origines, mais elles reposent sur le même principe. L'effet antalgique est produit par le passage des mains en superficie sur la région douloureuse et surtout par leur travail en profondeur sur les muscles par pression, pétrissage, ou percussions. Le praticien peut ajouter une application d'huile pour faciliter le passage des mains sur peau. Le massage est pratiquement dénué de tout risque d'effet indésirable. Cette notion est importante à prendre en considération quand on compare le massage à d'autres traitements antidouleurs comme la prise de médicaments ou les manipulations* vertébrales. Si vous souffrez de douleurs lombaires les séances de massage peuvent être prises en charge par la Sécurité sociale à condition d'avoir été prescrites initialement par un médecin et d'être pratiquées par un masseur-kinésithérapeute. Cependant, il revient au kinésithérapeute de déterminer le type de traitement et le nombre de séances ; il peut aussi prescrire le renouvellement des séances.

Quelle est l'efficacité du massage dans les douleurs lombaires ? L'effet antalgique du massage dans les lombalgies aiguës est attesté par les quelques essais thérapeutiques qui lui ont été consacrés. Mais sa place reste limitée. En effet, le lumbago* est une pathologie bénigne qui guérit habituellement en quelques heures ou tout au plus un ou deux jours sous l'effet d'un bref repos et si besoin de la prise d'un médicament antalgique*. Cela ne laisse guère le temps de faire faire une prescription de massage et d'obtenir un rendez-vous chez le kinésithérapeute. D'autre part, il ne faut pas oublier qu'une fois la douleur passée, l'objectif prioritaire est de reprendre rapidement sa mobilité et ses activités normales. Ce serait une erreur de retarder la reprise de l'exercice après un lumbago. D'ailleurs, les massages ne sont utiles qu'en tant qu'antalgiques ; ils n'ont pas d'action sur la souplesse du rachis ni sur sa mobilité en général.

Dans les lombalgies récidivantes ou chroniques, les actes de massage et de kinésithérapie occupent une place centrale dans la prise en charge. C'est surtout la rééducation* qui a fait l'objet d'évaluations ; et son efficacité est parfaitement prouvée tant pour le soulagement de la douleur que pour la prévention des rechutes. Le massage est un appoint utile à la rééducation. Il est souvent pratiqué juste avant une séance. Par son effet sur la douleur et sur les contractures musculaires, le massage facilite la réalisation des exercices et rend la rééducation globalement plus efficace. La formule idéale consiste donc à associer le massage et la rééducation.

Le plus important dans le massage, c'est peut-être le masseur. Le masseur-kinésithérapeute est un professionnel de santé formé à l'issue d'études de longue durée. Il est capable de faire un diagnostic, d'établir un programme thérapeutique dans sa spécialité, de le réaliser et d'en évaluer les résultats. Le succès du massage dépend énormément du savoir-faire du masseur et de ses qualités humaines. Il y a ceux (ou celles) qui ont une « bonne main »… et puis il y a les autres. Il y a ceux (ou celles) qui prennent le temps nécessaire… et puis il y a les autres. « Mon kiné ne me consacre pas assez de temps : c'est précipité. » C'est le reproche le plus fréquent que me font mes patients quand ils se plaignent de leur masseur-kinésithérapeute. Au-delà de l'acte manuel lui-même, le massage entraîne inévitablement une interaction proche et prolongée entre le patient et son praticien. La qualité de cette relation participe certainement à l'appréciation du traitement. Nul n'est meilleur juge de la qualité du masseur-kinésithérapeute que le patient lui-même. Personnellement, j'ai constitué mon carnet d'adresses de masseurs-kinésithérapeutes grâce aux commentaires recueillis à l'écoute de mes patients.

Peut-on avoir les bénéfices du massage sans avoir recours à un masseur ? Pas vraiment. Les machines donnent de moins bons résultats que le traitement manuel. On trouve aussi des articles et des vidéos décrivant des techniques d'automassage lombaire, mais rien ne prouve l'efficacité de ces méthodes dont la réalisation est loin d'être à la portée de tout un chacun.

MÉDICAMENTS DU MAL DE DOS

Une vue d'ensemble

Contrairement à ce que tout le monde pense, il n'y a pas de médicaments qui puissent guérir ou même ralentir l'évolution des lombalgies. Les médicaments qui sont vendus comme pouvant influencer l'arthrose et faire progresser vers une guérison sont des impostures. Ne soyez pas abusés par la promotion dont font l'objet les médicaments « myorelaxants » et les vitamines, y compris la vitamine D*. Ils n'ont pas d'efficacité dans le traitement du mal de dos.

Alors pourquoi prendre des médicaments quand on a mal au dos ? Il y a deux raisons pour cela : la première est que l'on ne peut pas supporter la douleur et qu'il faut absolument la soulager pour pouvoir mener ses activités. L'autre raison, qui en découle, est que la douleur rend les mouvements pénibles. Quand on a une lombalgie aiguë ou une poussée aiguë d'une lombalgie chronique*, on n'a qu'une envie : rester dans son lit ou, en tout cas, le plus immobile possible. Or rien n'est plus mauvais pour la lombalgie que le repos prolongé. Les médicaments libèrent de la douleur et permettent de reprendre activité et rééducation ; c'est par ce biais qu'ils exercent quand même une influence positive sur l'évolution. Il est donc clair que le seul bénéfice des médicaments est le soulagement des douleurs. Les médicaments qui le permettent sont principalement les antalgiques et les anti-inflammatoires. En général, on commence par ceux que l'on peut se procurer sans prescription et en tout premier par le paracétamol. Si cela ne suffit pas, on passe à un anti-inflammatoire (plus précisément un anti-inflammatoire non stéroïdien* ou AINS). Pourtant, il n'y a pas d'inflammation dans la lombalgie commune ; alors pourquoi ? C'est que les AINS sont aussi des antalgiques. Ceux que vous pouvez obtenir sans ordonnance en pharmacie sont présentés en dosage suffisant pour avoir une action antalgique. Afin d'éviter la survenue d'effets indésirables, le traitement antalgique par AINS ou paracétamol doit être le plus court possible et sans dépasser la dose suffisante pour être soulagé. Quant au traitement par un anti-inflammatoire à dose élevée, il nécessite une prescription par le médecin : il tiendra compte de votre tolérance personnelle pour définir la dose et la durée du traitement. Qu'en est-il de la « cortisone » (ou des « corticoïdes* ») ? Les corticoïdes n'ont pas leur place dans le traitement de la lombalgie commune qu'elle soit aiguë ou devenue chronique. Mais ils sont parfois nécessaires dans les sciatiques* ou les cruralgies* parce que leur puissant effet anti-inflammatoire permet de réduire la réaction d'irritation au contact de la racine et ainsi de soulager la douleur et de « passer un cap ». Pour obtenir ce résultat, le médecin peut prescrire un corticoïde en prise buccale pour une durée limitée à quelques jours. Une autre possibilité est de réaliser une infiltration* locale guidée, ce qui évite les effets secondaires des corticoïdes pris en comprimés. Mais une infiltration pour sciatique ou cruralgie est un geste technique délicat et qui expose à une complication rare mais grave : l'infection.

Quand la douleur lombaire ou sciatique est particulièrement intense et a résisté aux antalgiques courants, le soulagement peut être apporté par un opiacé* faible comme la codéine ou parfois par un morphinique. Cela relève toujours d'une prescription médicale. Il s'agit d'un traitement de très courte durée. Un opiacé n'est jamais indiqué comme traitement de longue durée des lombalgies communes. Existe-t-il des médicaments pour soulager les patients qui souffrent de cette complication redoutable de la lombalgie qu'est le syndrome de douleur chronique* ? Chez ces personnes, les médicaments antalgiques habituels ne sont plus efficaces. Leurs douleurs peuvent cependant être réduites par les médicaments que l'on recommande dans les autres douleurs chroniques : certains antidépresseurs et antiépileptiques.

Tableau résumant la place des médicaments dans le mal de dos

	MÉDICAMENTS à prendre en premier	MÉDICAMENTS de deuxième recours	MÉDICAMENTS utilisés seulement dans les cas graves et rebelles
LOMBALGIE AIGUË	Paracétamol	AINS à dose antalgique	AINS à dose anti-inflammatoire Opiacés faibles
LOMBALGIE CHRONIQUE	Paracétamol AINS à dose antalgique	AINS à dose anti-inflammatoire (si lésions)	Antidépresseurs et Antiépileptiques (syndrome de douleur chronique)
SCIATIQUE ET CRURALGIE	Paracétamol AINS	Corticoïdes en prise buccale Infiltrations de corticoïdes	Opiacés

Plus de détails sur les différents types de médicaments, leur efficacité dans le mal de dos et leurs effets secondaires sont donnés dans les chapitres qui leur sont consacrés : antalgiques et anti-inflammatoires*, opiacés* et corticoïdes*.

O

OPIACÉS

La douleur de la lombalgie est en général forte et de courte durée ; pourtant il peut arriver qu'elle soit extrêmement intense. Les lombalgies par hernie discale*, encore plus quand elles sont compliquées de sciatique* ou de cruralgie*, peuvent provoquer des douleurs particulièrement vives. La lombo-sciatique part de la région lombaire et irradie vers la fesse puis le long de tout le membre inférieur jusqu'au pied. Celle de la cruralgie s'arrête au genou. Dans les deux cas, c'est une douleur taraudante avec des sensations de décharge électrique dans la cuisse et la jambe. Toute tentative de mouvement la réactive. Et il vaut mieux ne pas être enrhumé car la toux déclenche une brutale exacerbation de la douleur. Il n'est pas rare qu'elle persiste à un niveau très élevé bien qu'on se soit allongé et qu'on ait pris l'un des médicaments antalgiques* habituels comme le paracétamol, l'aspirine ou un anti-inflammatoire non stéroïdien. Dans de telles situations, le soulagement est généralement apporté par un des médicaments d'une catégorie plus puissante d'antalgiques appartenant à ce que l'on appelle en langage médical la « classe des opiacés ».

Les médecins et les pharmaciens distinguent trois paliers d'antalgiques par ordre croissant de puissance (c'est la classification de l'OMS.)

Les antalgiques de palier 1 sont le paracétamol, l'aspirine et les anti-inflammatoires non stéroïdiens : ces produits peuvent être délivrés « sans ordonnance », mais cela ne veut pas dire que l'on peut se les procurer librement sur les étagères. Cette restriction a pour intérêt de permettre un dialogue avec le pharmacien qui peut s'enquérir de l'âge et de l'état de santé du patient et prodiguer des conseils de bon usage. Le palier 2 est celui des opiacés de niveau faible : la codéine ou le tramadol. Ils ne peuvent être obtenus qu'avec une prescription médicale. Enfin, le palier 3 regroupe les opiacés les plus forts comme la morphine, l'oxycodone, le fentanyl, etc. : ils font partie des stupéfiants et leur prescription est rigoureusement encadrée et limitée dans le temps.

Un patient qui continue à souffrir de douleurs lombaires ou lombosciatiques intenses malgré la prise d'antalgiques de palier 1 se trouve dans une situation pénible mais également nuisible parce qu'elle empêche la mise en route de la rééducation et la reprise des activités physique qui sont les éléments clés de la guérison. Le médecin prescrit alors un médicament contenant de la codéine ou du tramadol – on est passé au palier 2 des antalgiques. Ces médicaments sont un peu plus puissants que ceux du palier 1, mais pas tant que cela. En revanche, ils posent beaucoup plus de problèmes de tolérance. La codéine, quand elle est utilisée comme antalgique (c'est aussi un antitussif), est toujours contenue dans un médicament en association avec un autre produit, essentiellement le paracétamol. Il en existe de nombreuses marques, pour la plupart des génériques avec des dosages différents allant du simple au triple (20 à 60 milligrammes) par comprimé ou gélule.

Ces médicaments sont loin d'être anodins. Un certain nombre de règles de prudence sont importantes à suivre en cas de prise de codéine :

- Commencer par la plus faible dose (indiquée sur la notice contenue dans la boîte) puis, si besoin, augmenter progressivement.
- Éviter la prise concomitante de somnifères ou anxiolytiques car cela peut entraîner une potentialisation des effets sur le système nerveux.
- Ne pas boire d'alcool.
- Tenir compte du risque majeur d'accident et éviter la conduite automobile ou l'utilisation de machines.
- Ne pas poursuivre le traitement plus de trois jours sans avis médical.

Les principaux effets indésirables, à court terme, de la codéine sont de pouvoir provoquer une somnolence, des vertiges et des troubles digestifs comme de la constipation et des nausées.

Quant au tramadol, il est commercialisé soit seul soit dans un médicament contenant aussi du paracétamol. Les mêmes règles de prudence que pour la codéine s'appliquent. Les effets secondaires du tramadol sont d'ailleurs peu différents de ceux de la codéine : nausées, vertiges, somnolence, fatigue, maux de tête et tremblements. Mais l'effet indésirable le plus grave et pourtant trop souvent méconnu des opiacés de niveau 2 est que ce sont des substances addictives. Pris pendant une durée trop longue, variable d'une personne à l'autre, la codéine tout comme le tramadol provoquent une dépendance. Cette complication est malheureusement encore fréquente. Elle est grave car le patient est contraint d'augmenter les doses et donc d'en subir les effets secondaires sans pour autant être soulagé de sa douleur, bien au contraire. De mauvaises habitudes ont été prises dans un passé récent : jusqu'en 2017, la codéine pouvait être achetée sans ordonnance. Le public pouvait donc la considérer comme un produit dénué de risque. Il semble que le corps médical ait pris conscience du problème, appuyé d'ailleurs par les pouvoirs publics qui ont lancé des campagnes d'information sur les risques de dépendance aux opiacés.

Quant aux opiacés forts – les antalgiques de palier 3 –, ils n'ont que des indications exceptionnelles dans les douleurs lombaires ou même dans les lombosciatiques ou les cruralgies. Les médecins ne délivrent habituellement qu'une prescription de courte durée, souvent pour permettre un soulagement avant des infiltrations* de corticoïdes ou une intervention chirurgicale. Les effets indésirables des opiacés forts sont majeurs : somnolence jusqu'au coma, hallucinations et délires, dépression respiratoire, troubles de l'humeur, constipation, blocage des sphincters, etc. Quant au risque de dépendance, il est considérable et peut apparaître en quelques jours de manière imprévisible chez certains patients.

Dans les cas où les douleurs lombaires sont passées à la chronicité, les solutions sont avant tout la prise en charge physique (rééducation, exercice, perte de poids, activités sportives encadrées), psychologique si besoin (psychothérapie, hypnose) et l'application de mesures préventives notamment au travail. Le traitement antalgique quel qu'il soit n'a pas d'efficacité thérapeutique propre sur la cause de la lombalgie. Il ne permet pas de réduire le risque de passage à la chronicité. Prolonger un traitement par des antalgiques opiacés n'aboutirait qu'à déclencher des effets indésirables, voire une dépendance, sans guérir la lombalgie, la sciatique ou la cruralgie.

ORDINATEUR

Outil indispensable de la vie moderne, l'ordinateur s'impose au travail tout comme à la maison et il nous accompagne souvent même lors de nos moments de détente ou de loisirs.

Mais cette petite merveille technologique est aussi accusée de causer bien des maux : céphalées, troubles visuels, insomnies, nervosité, douleurs du poignet, enfin cervicalgies et mal de dos.

Est-il prouvé que l'utilisation d'un ordinateur entraîne plus de douleurs du dos et de lombalgies que le travail assis sans ordinateur ? Si la question paraît importante, elle n'est pourtant pas simple, car les douleurs de dos sont très fréquentes dans la population : dans les enquêtes, au moins 50 % des adultes répondent qu'ils ont déjà eu mal au dos et l'on estime que 90 % de la population aura mal au dos au cours de sa vie. Il est donc difficile de distinguer les uns des autres les facteurs responsables. Malgré cela, plusieurs études ont montré une association entre le travail sur ordinateur et le mal de dos. Des auteurs chinois se sont intéressés aux origines des douleurs du cou et du dos chez des employés de bureau de 15 compagnies financières de Zhejiang. Les résultats de cette étude montrent que trois facteurs sont associés aux douleurs lombaires : une ancienneté de plus de 5 ans, une température froide au bureau et l'usage d'un écran d'ordinateur placé non pas face à l'opérateur mais sur sa droite ou sa gauche. Les Finlandais excellent en matière de santé publique en général et leurs études épidémiologiques sont souvent originales et de très bonne qualité. Ils ont interrogé plus de 6 000 adolescents (âgés de 14 à 18 ans) sur l'existence de douleurs et sur le temps qu'ils passaient devant un écran (ordinateur, console de jeux, TV, mobile). Parmi ces jeunes, 26 % ont déclaré avoir souffert de douleurs cervico-scapulaires et 12 % de lombalgies. Le risque de douleurs lombaires augmentait lorsque le temps passé devant l'ordinateur ou la console de jeux dépassait 5 heures par jour. Le seuil de durée d'exposition pour le déclenchement de douleurs cervicales n'était que de 2 heures par jour. On pourrait arguer que ces jeunes avaient peut-être d'autres raisons d'avoir des douleurs du dos, comme le sport ou la croissance. Mais les analyses statistiques réalisées permettent de conclure que le temps passé devant un écran représente bien un risque indépendant de douleurs du dos. Ceci est encore confirmé par un travail réalisé en Arabie Saoudite chez des étudiants et étudiantes en médecine et en dentisterie. Elle montre que près de 50 % d'entre eux se plaignaient de mal de dos et que passer dix heures ou plus par jour devant les écrans (ordinateurs et tablettes) est un facteur associé significativement aux douleurs. Dix heures d'écran, c'est évidemment beaucoup ! Mais en ajoutant les heures de loisir à celles de travail, ce n'est pas exceptionnel chez les étudiants.

Pour conclure, l'usage de l'ordinateur ainsi que celui des tablettes et des consoles de jeux est bien une cause de mal de dos.

Comment éviter les douleurs ? La durée totale passée devant les écrans joue manifestement un rôle, comme les études ci-dessus l'ont montré. Les sociétés savantes médicales, les médecins du travail et les institutions d'assurance maladie encouragent à limiter autant que possible chaque session de travail sur écran. Les recommandations courantes sont de s'imposer une pause de quelques instants toutes les 20 à 30 minutes ; si cela est possible, il est bon d'en profiter pour faire quelques mouvements en souplesse de mobilisation du cou et du torse avant de se remettre devant son écran. Ces recommandations sont empiriques et la durée et le type de détente sont à adapter en fonction du contexte et affaire de choix personnels. En Californie, dans la fameuse Silicon Valley, certaines grandes entreprises, particulièrement soucieuses de la qualité de vie au travail de leurs employés, mettent à leur disposition des tapis roulants à l'intérieur de la zone des bureaux pour leur permettre de se détendre.

En plus de la durée devant l'écran, la position compte beaucoup. Il faut que l'écran soit placé à hauteur des yeux et de face. Pour éviter les mouvements de torsion un siège pivotant est préférable. Certains choisissent de travailler debout ; mais les espaces de travail sont rarement équipés de bureaux à hauteur réglable. On peut souligner que si ces interventions ont un coût, elles ont l'avantage, comme toute mesure de prévention de douleurs liées au travail, de bénéficier autant aux employés qu'à l'employeur. L'ordinateur portable pose un problème spécifique lié au maintien d'une position ergonomique, parce que son écran est petit et qu'il est plus difficile de l'avoir à hauteur des yeux. Au moment où j'écris ces lignes, les Français sont confinés dans le cadre de la lutte contre l'épidémie de Covid-19. Des millions de personnes travaillent à domicile. L'instance sanitaire nationale Santé Publique France a lancé une enquête sur les conséquences de ce changement radical des conditions de travail. Parmi les personnes qui avaient dû se mettre à travailler chez eux, 10 % ont développé des lombalgies dont ils ne souffraient pas auparavant. Le télétravail se développe, même en l'absence de contexte épidémique. Il est clair que cette évolution doit s'accompagner de mesures d'adaptation des conditions matérielles et psychologiques. La prévention du mal de dos impose la mise à disposition de moyens en mobilier et en matériel informatique assurant un niveau de prévention suffisant.

OSTÉOPATHIE, MANIPULATIONS VERTÉBRALES

« Ce matin au moment où je me relevais après avoir ramassé un objet à terre, j'ai ressenti un coup de poignard dans le dos : impossible de me redresser, la douleur était trop forte ! On m'a conduit chez un ostéopathe (ou chez un chiropracteur) qui m'a fait une manipulation vertébrale. Alors que j'étais plus ou moins allongé sur sa table d'examen il m'a infligé progressivement des mouvements de torsion du dos ; tout à coup j'ai entendu un petit craquement sec.

Miracle! La douleur se dissipait et je suis ressorti de chez lui en marchant droit. » Cette histoire, je l'ai, comme vous sans doute, entendue de nombreuses fois; et je sais que ce n'est pas une légende.

Voici la définition des manipulations vertébrales du docteur Robert Maigne, qui a été à partir de 1970 un pionnier de l'enseignement et de la diffusion de cette pratique en France:

> La manipulation vertébrale est un mouvement forcé unique et passif qui tend à entraîner les éléments articulaires au-delà de leur jeu physiologique sans dépasser les limites anatomiques. Il s'agit d'un mouvement de très faible amplitude et de haute vélocité pratiqué sur un étage intervertébral précis.

Le résultat du mouvement passif forcé serait de provoquer un étirement musculaire et ligamentaire entraînant un léger écartement des surfaces des articulations intervertébrales postérieures. C'est ce petit écartement qui serait responsable du fameux craquement. Ce déplacement infime parfois appelé à tort « remise en place de la vertèbre » ne peut pas être visualisé. L'effet de soulagement immédiat serait dû à une inhibition de la transmission nerveuse douloureuse. Les ostéopathes, eux, insistent sur le fait que les manœuvres qu'ils pratiquent ne se résument pas à une simple « manipulation suivie d'un craquement » car elles comportent en plus un étirement musculo-ligamentaire. Les détracteurs de la technique, notamment dans le milieu de la rhumatologie, insistent sur l'importance de l'effet placebo lié à une méthode manuelle impressionnante en laquelle le patient a mis beaucoup d'espoir.

Il faut bien reconnaître que l'efficacité des manipulations vertébrales n'a pas jusqu'ici été clairement démontrée. L'effet immédiat et parfois spectaculaire rapporté à partir de cas isolés n'est pas vraiment confirmé par des essais thérapeutiques comparatifs. La fondation britannique Cochrane édite une base de données médicales reconnue internationalement pour son impartialité et sa rigueur. Elle a publié des analyses consacrées aux manipulations vertébrales dans le traitement des lombalgies aiguës et chroniques. Les experts ont repris les résultats des essais comparatifs randomisés qui avaient comparé les manipulations vertébrales soit à un traitement « classique » par repos et antalgiques soit à des manipulations simulées (des placebos de manipulations). Les conclusions d'ensemble sont qu'il n'y a pas eu de différence évidente d'efficacité sur la douleur entre les manipulations et le placebo ou un autre traitement. Une étude française consacrée aux manœuvres ostéopathiques dans les lombalgies chroniques vient d'être publiée dans le prestigieux journal médical JAMA. Les auteurs ont comparé, après randomisation, les effets de l'ostéopathie appliquée à 200 malades avec ceux d'une simulation de traitement ostéopathique chez 200 autres. L'analyse des résultats à trois mois ne montre qu'une très légère différence en faveur de l'ostéopathie pour ce qui est de la limitation des activités. Mais il n'y avait pas de différence pour la douleur. Et encore faut-il préciser que la comparaison n'était pas vraiment faite en « double aveugle » puisque les praticiens savaient qu'ils appliquaient à leur patient la « vraie » manœuvre ou une simulation. En résumé, cette étude n'apporte pas d'argument supplémentaire en faveur de l'efficacité des manœuvres ostéopathiques dans les lombalgies. Ce ne sont en aucun cas des traitements préventifs des lombalgies. L'ostéopathie ne peut pas remplacer une prise en charge avant tout basée sur l'exercice physique et sur l'adaptation des mouvements et postures.

Quels sont les professionnels qui peuvent pratiquer des manipulations vertébrales ? En France, la réalisation de ces techniques n'est autorisée qu'après une formation officielle. Pour les médecins ou les kinésithérapeutes, elle passe par l'obtention d'un diplôme d'université spécialisé. Les ostéopathes sont autorisés à exercer depuis 2002, à condition d'avoir validé une formation spécifique sanctionnée par un diplôme d'ostéopathie. La situation est similaire pour les chiropracteurs dont les conditions réglementaires de formation et d'exercice ont fait l'objet d'une nouvelle législation en 2011. On dénombre dans notre pays environ 30 000 ostéopathes et un peu moins de mille chiropracteurs. La pratique de certains ostéopathes touche aux domaines les plus variés de la pathologie sur la base de théories physiopathologiques originales et sans fondement scientifique. Mais nous n'abordons ici que la réalisation des manipulations au cours des lombalgies. Les séances d'ostéopathie ou de chiropraxie ne sont pas prises en charge par l'Assurance maladie, mais partiellement par certaines mutuelles. Les risques des manipulations vertébrales dorsales et lombaires sont faibles si les indications sont bien posées et si l'on s'est assuré que la douleur entre bien dans le cadre de la banale « lombalgie » ; c'est-à-dire qu'il n'y a aucune maladie sous-jacente. On peut imaginer les dégâts que pourrait produire un mouvement forcé sur des vertèbres fragilisées par une maladie osseuse ou par une tumeur. Les rhumatologues qui pratiquent les manipulations vertébrales ne le font qu'après s'être assuré de l'absence de contre-indication sur les radiographies. De plus, et même si cela n'entre pas directement dans le champ de ce livre, il convient de signaler qu'en cas de douleurs du rachis cervical, les manipulations sont beaucoup plus dangereuses ; la réalisation d'une manipulation sur le rachis cervical doit être encadrée par un certificat de non-contre-indication rédigé par un médecin. Leurs indications sont en fait très limitées

Il est condamnable, car dangereux, de pratiquer une manipulation vertébrale sans un interrogatoire du patient sur la genèse de sa lombalgie, son état de santé en général, la vérification de l'absence de contre-indication. En cas de lombalgie aiguë, dans les conditions de sécurité énoncées ci-dessus, une manipulation vertébrale pratiquée par un praticien reconnu est une option thérapeutique possible. Ceux et celles qui s'y soumettent la préfèrent manifestement au simple repos associé à la prise d'un antalgique.

P

PIÈGES DU MAL DE DOS

Pour le médecin, le diagnostic de la lombalgie aiguë banale est le plus souvent évident après l'écoute des symptômes et l'examen clinique du patient. Il n'est pas nécessaire de prescrire des radiographies ou des analyses. La lombalgie aiguë banale est le symptôme d'un trouble bénin touchant 90 % de la population au cours de la vie. Mais une douleur de la région lombaire peut parfois révéler une maladie beaucoup plus préoccupante. L'objectif de base de l'examen clinique médical est bien évidemment de déceler les arguments qui font suspecter un tel diagnostic préoccupant.

Mais est-ce que cela veut dire qu'on ne se trompe jamais ? Il y a un vieil adage qu'on apprend sur les bancs de la faculté : « Jamais et toujours, en médecine ça n'existe pas » ! Le médecin, dans son enquête diagnostique, ressemble au détective qui ne doit négliger aucun indice et résister aux évidences trompeuses.

L'histoire du bûcheron

Il y a quelques années le travail de bûcheron professionnel comportait encore souvent le maniement de la hache. Tout ne se faisait pas à la scie mécanique. Couper un tronc d'arbre à la hache est un travail de force et d'adresse. Le mouvement de rotation du tronc effectué en tenant à bout de bras un outil long et lourd implique un gros effort musculaire suivi d'un impact brutal. Les contraintes entraînées sur les rachis par cette violente torsion sont majeures. Un bûcheron des Ardennes d'une cinquantaine d'années, jusqu'alors assez indifférent aux douleurs occasionnées par son métier, a jugé nécessaire d'aller consulter son médecin pour des douleurs lombaires persistantes. Celles-ci étaient toujours déclenchées par le maniement de la hache. Le tableau évoquait une lombalgie dont la cause « mécanique » paraissait évidente. Pourtant, les antalgiques n'ont pas apporté pas de soulagement et les douleurs sont revenues. Les radiographies montraient une arthrose intervertébrale* assez banale. Après avoir consulté différents rhumatologues et lassé de l'absence d'amélioration, le bûcheron est venu consulter dans un service de rhumatologie hospitalier. Pour ne pas prolonger le suspense voici les deux indices qui nous ont mis sur la bonne piste. Tout d'abord la douleur siégeait dans le haut de la région lombaire et non dans le bas, comme c'est habituel dans les lombalgies. Ensuite, la douleur allait en augmentant avec l'effort jusqu'à l'obliger à s'arrêter, ce qui le soulageait immédiatement ; elle réapparaissait à nouveau après la reprise du même effort pour une durée identique. En fait le bûcheron était cardiaque : il avait une angine de poitrine déclenchée par l'effort. D'habitude, la douleur cardiaque touche le devant du thorax, mais chez lui elle était ressentie dans la région dorsale et lombaire haute. C'est une atypie connue mais souvent trompeuse de la maladie coronarienne. Or la sédation de la douleur dès l'arrêt de l'effort et sa récidive immédiate pour un même effort sont caractéristiques de l'angine de poitrine. Le bûcheron a finalement été guéri par les cardiologues.

L'usage courant a consacré les termes de « tour de reins » ou de « mal aux reins » sans doute plus faciles à dire et à écrire que « lumbago* » ou « lombalgie ». Il n'est pas rare que le médecin, non sans une certaine condescendance, corrige le patient et lui explique que ses reins n'ont rien à voir dans ses douleurs. Pourtant, les reins sont situés dans le haut de la région lombaire de chaque côté du rachis. Une maladie du rein peut-elle donner des douleurs lombaires et être prise à tort pour une lombalgie ? C'est possible, mais c'est rare. La douleur d'origine rénale la plus fréquente est celle de la colique néphrétique, causée par l'obstruction d'un canal urinaire par un calcul. Mais la crise de colique néphrétique n'a rien de comparable à une lombalgie aiguë : la douleur devient vite très intense, parfois intolérable ; elle oblige le malade à bouger pour trouver un peu de soulagement. Et puis dans une crise de colique néphrétique, le patient a en plus des difficultés à uriner. Quant aux tumeurs du rein, elles ne sont en général pas douloureuses.

Il y a d'autres organes situés au voisinage immédiat de la colonne lombaire : les volumineux muscles psoas, de gros vaisseaux sanguins tels que l'aorte ou la veine cave, ainsi que des ganglions lymphatiques. Une tumeur, un amas de gros ganglions, une dilatation artérielle ou encore un abcès ou un hématome du psoas peuvent provoquer une douleur de la région lombaire du simple fait que la masse anormale vient comprimer des structures nerveuses. Les douleurs provoquées par ces masses de la région lombaire sont en général permanentes, ne sont pas soulagées par le repos et leur cause provoque souvent d'autres symptômes tels que fièvre ou fatigue qui donnent l'alarme. Mais lorsque la douleur est isolée et qu'aucun signe d'alerte n'est associé, la confusion avec une lombalgie bénigne peut se produire au moins au début des symptômes et retarder la prise en charge adaptée du cas.

En fait les pièges diagnostiques les plus difficiles à éviter viennent de maladies de la colonne vertébrale. Certaines pathologies peuvent prendre le masque d'une lombalgie banale : la spondylarthrite ankylosante*, les tumeurs vertébrales, les infections du rachis ou spondylodiscites*, et enfin les tassements* (fractures vertébrales) dus à l'ostéoporose. Chacune de ces pathologies fait l'objet d'un chapitre propre dans ce livre. Pour tout un chacun, l'important n'est pas de connaître aussi bien que les médecins les symptômes de ces maladies et les moyens d'en faire le diagnostic, mais d'être alerté du fait qu'elles peuvent prêter à confusion avec une lombalgie banale.

Les sociétés savantes et les autorités de santé ont édifié à ce sujet une liste de symptômes ou circonstances qui doivent mettre en alerte : les « drapeaux rouges ».

Voici ceux qui concernent les lombalgies, d'après le document élaboré en 2019 par la Haute Autorité de Santé

- Douleur d'aggravation progressive, présente au repos et en particulier durant la nuit.
- Symptômes neurologiques : troubles de la sensibilité ou diminution de la force musculaire au niveau des

jambes, déficit dans le contrôle des sphincters vésicaux ou anaux.

- Traumatisme important (tel qu'une chute de hauteur)
- Perte de poids inexpliquée.
- Antécédent de cancer.
- Présence d'une fièvre.
- Traitement régulier par un corticoïde.
- Déformation importante de la colonne.
- Douleur thoracique (rachialgies dorsales).
- Âge d'apparition inférieur à 20 ans ou supérieur à 55 ans.

Les pièges diagnostiques les plus redoutables surviennent chez des patients lombalgiques connus de longue date. Ils ont eu, dans leur vie, de nombreux épisodes de lombalgies aiguës. Certains ont malheureusement des douleurs plus ou moins chroniques. Lorsqu'une pathologie vertébrale ou d'un organe voisin se développe et provoque des douleurs de la région lombaire dans un tel contexte, le malade a tendance à considérer que c'est son « fichu mal de dos qui fait encore des siennes » ! On imagine bien la cascade de considérations rassurantes qui peut alors conduire à un retard au diagnostic et à la prise en charge. C'est pourquoi il peut être utile à tout un chacun de se référer en cas d'inquiétude à la liste des « drapeaux rouges » et, en cas de doute, de consulter rapidement son médecin.

POMMADES, GELS, EMPLÂTRES, CHALEUR ET FROID

Peut-on soulager une douleur du dos au moyen d'un traitement appliqué localement ? Trois grandes catégories de remèdes sont largement utilisées dans ce but : les médicaments que l'on trouve en pharmacie, les diverses pommades et gels, la chaleur.

Les médicaments en topiques

Certains gels contiennent des substances anti-inflammatoires comme le diclofénac, le kétoprofène ou l'acide niflumique par exemple. Ces topiques sont des médicaments, et ils ne sont disponibles qu'en pharmacie. Ils ont été testés avec succès dans certaines douleurs des muscles ou des tendons ce qui a permis leur autorisation de mise sur le marché. Mais ces produits, après avoir traversé la peau, ne pénètrent que dans les tissus situés immédiatement en dessous d'elle. Leurs meilleures indications sont les lésions tendineuses ou musculaires superficielles, comme celles du poignet, du genou, du coude ou de la cheville. Aucun d'eux n'est indiqué dans les douleurs du dos. Ce n'est guère étonnant car dans le cas des lombalgies bénignes communes, les tensions affectent des groupes musculaires volumineux et profonds. Les sociétés savantes européennes et nord-américaines les excluent de leurs recommandations pour le traitement des lombalgies. Il n'y a donc clairement aucune justification à les utiliser dans cette indication, d'autant que des effets indésirables comme des allergies cutanées ou une photosensibilité (réaction de la peau au soleil) sont possibles. La lidocaïne est un autre médicament topique utilisé largement comme anesthésique local sous forme de crèmes de patches ou de sprays. Mais elle pénètre très mal la peau et, de ce fait, n'a pas non plus sa place dans le traitement des lombalgies.

Les pommades et autres topiques en vente libre

On trouve un peu partout, y compris dans les supermarchés et surtout sur internet, une quantité innombrable de pommades, crèmes, lotions et emplâtres destinés à soulager les douleurs musculaires et tendineuses voire l'arthrose. Beaucoup de ces produits sont anciens et souvent issus de laboratoires d'outre Rhin ou asiatiques. La grande popularité dont jouissent ces traitements ne repose cependant sur aucune preuve. La publicité exagère manifestement leur efficacité et ce d'autant plus facilement que n'étant pas des médicaments, leur promotion n'est pas limitée par les mêmes règles restrictives. Certains de ces produits sont à base de plantes ou de substances dont on vante la potentialité anti-inflammatoire sans aucune base scientifique. Les seuls topiques pour lesquels il existe une présomption d'efficacité thérapeutique basée sur des essais cliniques contrôlés sont ceux qui contiennent du capsicum (ou capsaïcine). Cette substance tirée du poivre ou du piment provoque une rougeur de la peau et une chaleur superficielle qui est probablement à l'origine de l'effet antalgique. On trouve dans la Cochrane Library une revue sur l'effet antalgique de produits à base de plantes dans les douleurs du dos. Elle mentionne qu'un emplâtre contenant du piment de

Cayenne aurait un effet antalgique de courte durée supérieur au placebo. Il n'est donc pas déraisonnable d'essayer l'application d'un topique à base de capsicum. Mais il ne faut en attendre qu'un soulagement de courte durée et se méfier si l'on a un terrain allergique. Il faut aussi tenir compte du fait que les pommades, gels et lotions du commerce contiennent souvent de nombreux composants ce qui augmente le risque de réactions d'intolérance. La présentation alléchante des vertus supposées de ces produits est volontiers renforcée par le bain d'exotisme qu'ils nous font espérer. Mais la réalité est que leur rapport bénéfice/risque est défavorable. Après tout, si c'est un effet chauffant que l'on recherche, il existe des moyens plus simples et moins irritants de l'obtenir.

La chaleur et le froid

Qu'en est-il du chaud et du froid : lequel soulage le mieux ? Aussi étonnant que cela puisse paraître, les preuves scientifiques manquent dans ce domaine. Les connaissances sont avant tout empiriques et parfois contradictoires. Pour simplifier, on peut considérer que l'application du froid est plutôt recommandée dans les traumatismes musculo-tendineux à la phase aiguë. D'ailleurs, l'application d'une vessie de glace ou l'usage d'un gaz sous pression restent les bases de l'intervention du « soigneur » sur un joueur blessé pendant un match. Le froid a incontestablement un effet analgésique passager ; de plus, il réduit l'inflammation et l'œdème et post-traumatiques. Pourtant, le froid n'est guère utilisé comme traitement antalgique de la lombalgie. Est-ce uniquement une question de tradition ? Est-ce dû à la sensation désagréable que produit l'application de froid à cet endroit ? Quoi qu'il en soit, la chaleur est en meilleure place que le froid parmi les mesures antidouleurs traditionnelles proposées aux lombalgiques. Cette opinion semble renforcée par de rares essais thérapeutiques comparatifs qui sont plutôt en faveur d'un avantage de l'application de chaleur dans le soulagement des douleurs du dos. D'ailleurs, la chaleur aurait également un effet favorable dans la prévention des récidives, probablement parce qu'elle aide la réalisation de la rééducation. Le traitement thermique peut s'appliquer par les moyens physiques traditionnels tels que bouillottes ou bains d'eau chaude et emplâtres ou, plus modernes, comme des packs chimiques produisant de la chaleur. Si vous êtes soulagé par l'application de chaleur, il n'y a pas de raison de vous en priver ; si vous ne l'avez jamais fait, rien ne vous empêche d'essayer. Mais n'oubliez pas que l'effet antalgique d'un traitement qu'il soit topique ou pris par voie orale est de courte durée et que cela n'est qu'un appoint dans la prise en charge des douleurs du dos qui repose avant tout sur l'exercice physique et les mesures de prévention.

POSITION ASSISE

La position assise prolongée provoquerait-elle des douleurs du dos ? Il suffit de se reporter à son expérience personnelle pour répondre par l'affirmative. Qui n'a jamais éprouvé au moins une fois dans sa vie une raideur douloureuse de la région lombaire après un long trajet en voiture, en train ou en avion ?

La principale circonstance dans laquelle les douleurs du dos liées à la position assise se produisent est l'activité professionnelle. C'est un phénomène universel. Une étude, réalisée au Nigeria, a montré que 38 % des employés de bureau avaient eu une lombalgie au cours de l'année, et ceux qui passaient plus de trois heures par jour assis souffraient de douleurs plus intenses. Une autre étude, réalisée cette fois en Corée chez des personnes de plus de 50 ans, montre que rester assis plus de 7 heures par jour est une cause de lombalgies. Le temps passé en position assise dans une journée est un facteur favorisant majeur des lombalgies : plus on reste longtemps assis, plus on a mal au dos. Mais d'autres facteurs entrent en jeu. La qualité du siège joue un rôle important. Un fauteuil est préférable à une simple chaise car les accoudoirs permettent de réduire les tensions musculaires du haut du corps et de diminuer la pression sur la colonne vertébrale, notamment sur les disques. En l'absence de fauteuil, il est recommandé de poser les avant-bras sur le bureau. Idéalement, le bas du dossier du siège est bombé vers l'avant ce qui permet de respecter la cambrure lombaire naturelle. Un autre élément auquel il faut être vigilant est la position par rapport au poste de travail ou de lecture : il doit se trouver en face de soi sans qu'on ait besoin d'effectuer une torsion du tronc pour lire ou pour écrire. Enfin, la bonne hauteur est celle qui évite d'avoir à lever ou à baisser la tête. Si l'on utilise un écran, sa partie haute doit se trouver à hauteur des yeux de façon que le tronc reste proche de la verticale et à une distance d'environ cinquante centimètres (voir ordinateur).

Il n'est évidemment pas possible de maintenir la position idéale en permanence, ni encore moins dans tous les cas. De nombreuses professions exigent de maintenir le dos plus ou moins courbé ou en rotation quand on travaille assis. Je pense au dentiste quand il effectue des soins, ou encore à tous les métiers manuels de précisions, comme l'horloger équipé de sa loupe en train d'intervenir sur un mécanisme délicat. Une recommandation simple et qui peut s'appliquer à pratiquement tous les métiers consiste à fragmenter les séances de travail assis. La durée de la session dépend de chaque cas particulier mais on admet que 60 minutes sans changer de position est un grand maximum. Une interruption de 3 minutes suffit à détendre les muscles et à soulager la contrainte sur les disques. Il faut profiter du changement de position pour se redresser, s'étirer et faire quelques mouvements doux de mobilisation du dos et du cou en flexion et en rotation.

Faut-il s'inquiéter si l'on se met à avoir mal au dos après être resté longtemps assis ? Certainement pas ; dans la grande majorité des cas, le mal de dos provoqué par la position assise ne correspond à pas une « maladie » ou à une dégradation de la colonne vertébrale qu'il s'agisse de vertèbres, des disques* ou des articulations. Il est largement admis que ce type de douleurs a pour origine le maintien trop prolongé en contraction des groupes musculaires dorsaux ou lombaires. Mais si tout le monde peut avoir mal au dos en position assise, les personnes qui ont des problèmes de disques vertébraux en souffrent encore plus. La position assise est, pour eux, plus inconfortable que la station debout. C'est même un argument pour reconnaître l'origine discale des douleurs lombaires. Cela peut paraître étonnant, mais la pression exercée par le haut du corps sur les disques entre les vertèbres est plus forte quand nous sommes assis que debout. Le lombalgique a vite appris à éviter de rester trop longtemps assis.

La prévention du mal de dos provoqué par la position assise prolongée ne se limite pas à l'application de recommandations sur la manière d'être assis. Le salut est dans la souplesse et la mobilité ! Si le travail assis continue à déclencher des douleurs malgré une position adaptée et le fractionnement des séances, il est temps de penser à améliorer sa condition physique. Perdre un peu de poids, marcher davantage, pratiquer des exercices physiques ou un sport en vue d'améliorer la souplesse et de renforcer la musculature abdominale et dorso-lombaire : telles sont les pistes à suivre en les adaptant à chaque cas particulier. Enfin, il faut savoir demander conseil à un professionnel : le médecin du travail est particulièrement compétent en ce domaine ; il peut orienter, si besoin, vers un ou un ergothérapeute. En dehors du milieu du travail, les meilleurs conseils sont à recueillir auprès d'un kinésithérapeute ou d'un moniteur d'éducation physique.

R

RÉÉDUCATION

Quand on me pose la question : quel est le meilleur traitement des douleurs du dos ? Je réponds sans hésiter : la rééducation. Ce terme recouvre non seulement les actes de rééducation paramédicaux prescrits par le médecin mais aussi l'auto-rééducation que l'on peut faire chez soi ou ailleurs. Le principe est de réapprendre à utiliser sa colonne vertébrale. En fait, nous n'avons jamais consciemment appris à l'utiliser : cela s'est fait au cours de l'enfance sans y penser plus que cela. Cette éducation, ou apprentissage si l'on préfère, a fait partie intégrante de notre développement ostéo-articulaire et neurologique. Le système nerveux a affiné son contrôle au fil du temps à partir des gestes, attitudes et efforts de toutes sortes que nous avons accomplis au cours de la croissance. Notre système musculaire et ligamentaire s'est lui aussi développé selon les besoins tout en étant influencé par la génétique propre à tout individu. Ensuite, c'est surtout l'usage que nous avons fait de notre dos qui a causé les problèmes. Quand on souffre de douleurs du dos, c'est bien souvent parce qu'on a pris de mauvaises habitudes ou que l'on a soumis son rachis à des contraintes excessives. En apprenant à s'en servir différemment et en lui restaurant ses moyens on peut le rendre à nouveau fonctionnel et surtout moins douloureux. La rééducation se compose de plusieurs catégories d'exercices destinés à corriger les défauts éventuels et à renforcer les capacités naturelles.

Le travail sur la statique est fondamental – et c'est un bon moyen de commencer une séance de rééducation à condition de le faire de manière progressive, sans à-coups et sans forcer. Plusieurs types d'exercices permettent de retrouver la rectitude du dos : ils se font debout ou au sol. Le simple fait de se tenir debout dos au mur pieds bien appliqués contre lui et d'essayer lentement d'aligner l'ensemble du dos contre la surface jusqu'à l'occiput est un exercice en soi, pas toujours évident à réaliser au début. Il faut essayer de parvenir à ce que la rectification de la position produise une sensation de bien-être. Plusieurs autres mouvements debout ou en position assise vous aideront à fortifier la musculature qui participe au maintien du rachis, depuis la base du cou jusqu'aux lombes. Au sol, les exercices de gainage ont l'intérêt de faire travailler des muscles latéraux du torse, comme les obliques qui sont trop souvent négligés.

Les étirements ont pour but de redonner de l'amplitude aux mouvements ; un bon exemple est celui de tenter de toucher le sol avec ses doigts en se penchant en avant, jambes tendues. Mais il faut aussi se préoccuper de l'assouplissement des groupes musculaires du bassin et des membres inférieurs : les psoas, par la flexion de la hanche (en fléchissant la cuisse sur le bassin en position allongé sur le dos) et les ischio-jambiers (par la flexion des genoux). Je recommande un exercice assez global utilisé par des professeurs de danse classique en prélude à leur cours. Vous êtes debout, jambes tendues et un peu écartées ; vous montez lentement vos deux bras à la verticale de chaque côté de la tête et vous vous efforcez de tenir l'ensemble du corps bien rectiligne, comme si vous vouliez vous grandir. Une fois dans cette position, vous descendez lentement les bras devant vous en inclinant progressivement la tête puis le haut du tronc en avant. Tout se fait très lentement sans forcer en laissant agir la pesanteur. Vous essayez maintenant de descendre le plus bas possible en gardant les jambes tendues : cela doit tirer derrière les genoux et dans le dos. Quand vous ne pouvez plus aller plus bas, vous fléchissez lentement les genoux en les tenant écartés tout en maintenant les bras dans leur position. Vous êtes maintenant en position accroupie, les mains ou le bout des doigts posés au sol devant vous. Vous allez maintenant (toujours lentement) remonter en suivant l'ordre suivant : vous étendez d'abord les jambes puis le bas du dos, puis le tronc, puis la tête et enfin les bras. Vous êtes à nouveau debout, bien droit en complète extension. Il est temps d'abaisser les deux bras et de vous reposer une dizaine de secondes. L'exercice peut être fait deux fois ou plus si vous pouvez, mais sans précipitation : c'est la qualité qui compte. Avec un peu de pratique, vous êtes certain de gagner en souplesse.

La musculation abdominale est cruciale, car des muscles abdominaux insuffisamment puissants ne jouent plus leur rôle protecteur. Si les abdominaux n'absorbent pas suffisamment les forces, ces dernières se concentrent sur les disques* et les articulations entre les vertèbres notamment lors des efforts de soulèvement. Il en résulte inévitablement des tensions des contractures et, à la longue, une usure des structures discales et articulaires. On trouve partout de bonnes descriptions des exercices de musculation abdominale. Pour ceux et celles qui veulent absolument commencer seuls, quelques conseils généraux peuvent s'avérer utiles. Choisissez une méthode adaptée à votre cas ; essayer de reproduire les exercices pratiqués par les sportifs de compétition n'est pas une bonne idée ! Privilégiez les exercices au sol. Ne creusez pas les reins : il faut, au contraire, lutter contre la tendance à l'hyperlordose lombaire. Un bon truc est de maintenir le plus possible le cou fléchi en pensant à essayer de garder le menton au contact de la poitrine. La musculation de la région dorsale ne doit pas être négligée : c'est un complément indispensable à la structuration de l'appareil de maintien de la colonne vertébrale.

La rééducation peut engendrer des courbatures musculaires. Il ne faut pas s'en inquiéter, mais il ne faut pas non plus les rechercher à tout prix, surtout en l'absence de contrôle par un professionnel. L'adage américain « no pain, no gain » ne doit pas être pris au pied de la lettre. Le risque d'une contracture ou d'une élongation musculaire est certes faible au cours d'une rééducation à laquelle on consacre suffisamment d'attention, mais il n'est pas nul. La survenue de douleurs peut freiner la progression et la régularité des séances. En fait l'exercice physique modéré et contrôlé procure plus de plaisir que de douleurs !

Où pratiquer la rééducation ? Dans les cas où les séances ont été prescrites par un médecin, elles auront nécessairement lieu chez le rééducateur. Elles peuvent aussi se faire en salle dans un cadre collectif et supervisées par un professeur d'éducation physique ou un coach. Les avantages de cet encadrement sont clairement de pouvoir bénéficier d'une évaluation des progrès par un spécialiste et de la correction de défauts éventuels. Pour beaucoup, le fait d'être en groupe représente un soutien dans l'effort. D'autres préfèrent la solitude. De toute façon, la rééducation guidée par un professionnel ne représente qu'une étape ; ensuite il faut devenir autonome et continuer chez soi. La périodicité des séances de rééducation est avant tout fonction de votre disponibilité. Mais le strict minimum est de deux fois par semaine. Pour un adulte actif la moyenne idéale se situe autour de trois séances par semaine. Les séances peuvent être de durée variable en fonction de vos possibilités Si vous manquez de temps, mieux vaut vous contenter de quelques exercices de base en une dizaine de minutes que de sauter une session

La motivation est un point crucial. Chacun doit être persuadé de l'importance qu'elle revêt pour sa santé son bien-être, son plaisir de vivre. Cela signifie aussi qu'il faut avoir identifié les freins à la régularité de sa rééducation. Les obstacles les plus courants sont : le manque de temps, la fatigue et la déception de ne pas constater de résultats visibles. En cas de difficultés, je conseille de reprendre temporairement des séances dirigées, si besoin en demandant une prescription médicale. Sinon, des séances en groupes peuvent permettre de trouver un second souffle. D'une manière générale, l'assiduité dans l'auto-rééducation repose sur la conviction que l'on s'est forgée de son utilité.

La rééducation n'a pas vraiment de contre-indication absolue ni liée à l'âge ni à l'état de santé. Mais il est évident qu'en cas de maladie sévère cardiaque, pulmonaire ou de pathologies ostéo-articulaires graves, la rééducation ne se conçoit que sur prescription médicale et sous surveillance paramédicale.

La rééducation est efficace ! Son efficacité est prouvée par de nombreux essais cliniques comparatifs. À vrai dire, c'est la seule méthode de traitement qui ait fait la preuve de son efficacité dans les lombalgies chroniques. Dans les cas les plus complexes, notamment chez les patients qui ont souffert de lombalgies à répétition liées à des causes professionnelles, il existe des programmes combinés associant la rééducation au soutien psychologique qui permettent la reprise du travail et évitent le recours à la chirurgie.

La meilleure rééducation ne peut se concevoir que personnalisée ; à chacun son programme, s'il reste dérivé des grands principes généraux. La rééducation est le pilier du traitement des douleurs du dos ; mais elle ne peut être pleinement efficace que dans le cadre d'un changement plus global de ses habitudes. Il faut lutter contre le surpoids et la sédentarité. Il faut en général rester le plus possible actif. Mieux vaut préférer la marche à un moyen de transport à chaque fois que c'est possible. Il ne faut pas hésiter à pratiquer un sport que l'on aime, en évitant les sports dangereux*. Au travail, les efforts indispensables peuvent nécessiter des adaptations ou la correction de mauvaises postures : l'aide d'un ergothérapeute peut s'avérer précieuse.

La lombalgie chronique n'est pas une fatalité : elle se traite et se prévient essentiellement par des moyens physiques qui sont à notre portée.

REPOS

C'est comme si l'on avait reçu un coup de couteau dans le bas du dos. Cela peut survenir au cours d'un effort parfois minime ou même tout simplement en se relevant après s'être penché : c'est ce que l'on appelle un lumbago* ou un « tour de rein ». Les médecins emploient plutôt le terme de lombalgie aiguë. En tout cas, la douleur est brutale et bloque tout mouvement. Si elle ne passe pas toute seule en quelques minutes, la logique est de prendre un antalgique*. Le lombalgique en poussée douloureuse peut aussi atténuer sa douleur grâce à des positions qui soulagent les contraintes sur la région lombaire et réduisent la contracture musculaire. Certains préfèrent s'adresser à un ostéopathe ou à un chiropracteur. Mais il n'est pas rare que la douleur persiste, au moins partiellement, malgré la prise en charge immédiate. Alors que faut-il faire ? Se mettre immédiatement au lit ? Arrêter toutes ses activités personnelles et familiales ? Appeler un service d'urgence pour obtenir qu'un médecin se déplace et délivre un arrêt de travail ?

Il n'y a pas de réponse universelle à chacune de ces interrogations. Chaque patient a son histoire médicale propre et diffère des autres par sa profession, sa vie personnelle, ses conditions de logement et son état physique et psychique du moment. Mais le principe général de la prise en charge est maintenant bien établi. De nombreux travaux et études épidémiologiques réalisés dans ce domaine ont abouti à des recommandations qui vont parfois à l'encontre des idées reçues en particulier pour ce qui est du repos. Dans les années 1980, il était communément recommandé de prescrire un repos au lit de 8 jours pour une poussée de lombalgie aiguë.

Mais depuis les choses ont bien changé ! En 1986, un essai clinique randomisé (confirmé peu après par d'autres études) a démontré l'inutilité d'une telle mesure qui était d'ailleurs très mal acceptée par les patients eux-mêmes. En comparant, trois semaines plus tard, l'effet de deux jours de repos par rapport aux huit jours traditionnels, les auteurs n'ont trouvé aucune différence ni sur la douleur ni sur les capacités fonctionnelles entre les deux groupes de patients. Depuis lors, plusieurs études cliniques randomisées ont comparé l'effet sur la durée de la phase douloureuse d'un repos au lit bref (moins de trois jours) au maintien même partiel d'activités : aucune de ces études n'a montré que le repos était supérieur. Au contraire, plusieurs travaux comparant repos et maintien de l'activité ont conclu à l'inverse en montrant un léger avantage à l'approche active tant sur la douleur que sur la récupération des fonctions musculaires et articulaires.

On peut se demander pourquoi la récupération fonctionnelle est plus rapide si l'on maintient une activité. Tout d'abord, il est important de savoir que l'intensité de la douleur est indépendante d'une éventuelle sévérité : le lumbago aigu banal n'est pas dû à une lésion définitive d'un tissu osseux ou articulaire, mais à un étirement musculaire et ligamentaire passager suivi d'une contracture. Certes la douleur a une composante réflexe qui incite à s'immobiliser pour se protéger. Mais dans le lumbago, cela n'est bénéfique qu'au tout début ; ensuite, ce qui risque de dominer, c'est une réaction de peur. « La peur de bouger (ou kinésiophobie) est plus handicapante que la douleur[1] » (INRS). En outre, le

1. L'institut national de recherche et de sécurité pour la prévention des accidents du travail.

repos au lit entraîne rapidement un affaiblissement musculaire et une raideur. Le repos au lit est donc à éviter ou à réduire à la durée la plus brève possible. Dès que l'intensité de la douleur a diminué sous l'effet d'une position antalgique et, si besoin, d'un médicament, il est important de bouger, de marcher de faire quelques mouvements et de reprendre dès que possible une activité physique même modérée en la fractionnant. D'ailleurs, c'est l'expérience de tout un chacun que le fait de bouger apporte un effet antalgique : c'est ce que l'on fait spontanément quand on sent une raideur douloureuse des muscles. Si l'on est chez soi et maître de son temps et de ses activités, il est assez facile de s'adapter et d'appliquer la recommandation d'une reprise progressive d'activité.

Mais pour la majorité des lombalgiques, la question majeure qui se pose est celle du travail. Pour un manœuvre ou un travailleur qui doit fournir des efforts physiques importants comme soulever des charges ou maintenir des objets lourds dans des positions inconfortables, un arrêt de travail s'avère souvent inévitable. Il est inutile de multiplier les exemples : les métiers qui correspondent à cette situation sont nombreux. Ce qui importe, c'est que le médecin, le patient et les personnes concernées sur le lieu de travail soient convaincus de l'intérêt de limiter l'arrêt de travail initial à une durée minimale. En pratique, le médecin prescrit rarement moins de trois jours d'arrêt du fait de l'application du « délai de carence » : dans le secteur privé, les indemnités journalières ne sont dues qu'à partir du troisième jour d'arrêt. Les situations diffèrent évidemment en fonction des métiers, des tâches, du lieu de travail, du trajet depuis le domicile et de facteurs individuels notamment psychiques. Mais le principe général est que le patient est le premier bénéficiaire de la reprise précoce de son activité professionnelle, quitte à l'adapter si besoin. C'est vrai tant pour la récupération de ses fonctions musculaires et de la souplesse de son rachis que pour sa situation professionnelle. Le médecin du travail peut jouer un rôle fondamental de conseiller dans l'adaptation du poste de travail et des taches. L'apport de la médecine du travail dépasse le cas des métiers manuels; un employé de bureau reprendra plus sûrement et durablement son travail si son fauteuil de bureau trop bas et usagé a été remplacé par un siège adapté.

Mais il n'est pas rare que le premier lumbago aigu soit suivi d'une récidive. Il y a 30 ans, un lombalgique risquait de devenir sédentaire sur prescriptions médicales itératives d'arrêts de travail. Dans la très grande majorité des cas, il n'en souffrait pas moins physiquement et beaucoup plus moralement. On sait, aujourd'hui, et chacun devrait en être persuadé, que la prévention des récidives passe par le maintien de l'activité professionnelle adaptée, l'exercice physique et la pratique de sports recommandés.

S

SCIATIQUE

La sciatique a mauvaise réputation : d'abord parce que la douleur peut être très intense, ensuite parce que des sciatiques peuvent se compliquer de paralysies. Mais, en fait, ces cas graves sont rares et la plupart des sciatiques ne font pas hurler de douleur et évoluent vers la guérison sans qu'il soit nécessaire de recourir à la chirurgie. C'est une maladie relativement fréquente : un lombalgique chronique sur dix en est touché.

La sciatique est connue depuis l'Antiquité : son nom vient du grec *ischios* (devenu *ischion*) qui signifie hanche. On en trouve des descriptions dans tous les traités de médecine anciens, y compris sous le nom de « goutte sciatique » au XIVe siècle. Mais ce n'est qu'au XXe siècle que les rapports entre la sciatique et la hernie discale lombaire ont été reconnus, ce qui a conduit aux premières discectomies chirurgicales dans les années 1950. En effet, la sciatique commune, qui fait l'objet de ce chapitre, est due à une hernie discale*.

Sous l'effet des contraintes et du temps, le tissu fibreux du disque intervertébral dégénère et se disloque laissant le tissu plus dur situé au centre du disque faire hernie. La hernie peut saillir du disque et venir au contact d'une des deux racines nerveuses qui sortent du rachis avant de se réunir pour former le nerf sciatique. La hernie comprime la racine et provoque son inflammation, ce qui déclenche la névralgie sciatique. Quand le conflit affecte le disque situé entre la 4e et la 5e vertèbre lombaire, c'est la 5e racine lombaire qui est touchée et la sciatique est dite « L5 ». Lorsque la hernie est sur le disque séparant la 5e vertèbre lombaire de la 1re vertèbre du sacrum, c'est la première racine sacrée qui en souffre et la sciatique est dite « S1 ».

La douleur sciatique part de la fesse pour suivre le trajet du nerf jusqu'à ses dernières ramifications au bout des orteils. Les douleurs et les éventuelles complications des sciatiques L5 et S1 sont différentes et les médecins attachent une grande importance à essayer de préciser si l'on est atteint par l'une ou l'autre. Pour ces raisons, il est utile au patient qui veut comprendre sa maladie d'avoir lui-même une connaissance au moins approchée des deux douleurs sciatiques. Dans les deux types de sciatiques, la douleur part du bas de la région lombaire et descend dans une fesse puis l'arrière de la cuisse. C'est plus bas que les douleurs deviennent différentes. Si vous souffrez d'une sciatique L5 votre douleur, après avoir atteint le creux situé à l'arrière du genou, s'incline sur le côté extérieur de votre genou et de votre jambe jusqu'à atteindre le devant du pied pour finir au gros orteil. En cas de sciatique S1 votre douleur reste en arrière du membre inférieur depuis la fesse jusqu'au talon puis oblique vers la partie extérieure du pied pour se terminer au petit orteil. Dans les deux cas la douleur est déclenchée par les efforts, mais aussi par la toux ou l'éternuement. Elle est calmée par le repos et la position allongée.

Que faut-il faire quand on a une sciatique ? D'abord il ne faut pas hésiter à consulter un médecin qui confirmera le diagnostic et vous interrogera sur vos éventuels problèmes de santé. Il effectuera une manœuvre clinique simple très spécifique de la sciatique. Il vous demandera de vous allonger sur le dos et d'étendre les jambes ; ensuite il élèvera lentement la jambe du côté douloureux en la tenant sous le talon : si cela déclenche une douleur le long du trajet L5 ou S1 du sciatique, le diagnostic est assuré. Votre médecin vérifiera aussi la sensibilité et la force musculaire dans des zones précises et vous demandera si vous rencontrez des difficultés à uriner pour s'assurer de l'absence de complications. Il décidera, en fonction du contexte, s'il est utile ou non de faire rapidement des radiographies. Elles ne sont pas indispensables dans tous les cas et ne permettent pas de visualiser directement la hernie discale ; mais elles peuvent donner des arguments indirects en faveur de son existence. Les radios peuvent aussi montrer de l'arthrose* sans que cela signifie à coup sûr qu'elle soit responsable de la sciatique. Dans les cas où l'on veut visualiser la hernie discale, l'examen de premier choix est l'IRM ; si on ne peut pas avoir cet examen, la tomodensitométrie (scanner) peut la remplacer. L'imagerie est parfois nécessaire pour confirmer un diagnostic incertain mais, en fait, sa principale indication est de préciser le lieu exact du conflit entre la hernie et la racine lorsqu'on envisage une intervention sur le disque.

Il est important de comprendre que l'imagerie n'est pas toujours nécessaire. Prenons le cas d'un patient d'âge moyen en bonne santé qui souffre depuis quelques jours d'un premier épisode de sciatique. Sous l'effet d'un bref repos et de médicaments anti-inflammatoires, la douleur commence à s'estomper. L'examen clinique ne montre aucun signe de souffrance du nerf: il n'y a pas d'anomalie de sensibilité ni de force musculaire. Il demande qu'on lui prescrive une IRM pour visualiser une probable hernie discale. Toutes les sociétés savantes médicales et les autorités nationales s'accordent pour affirmer que c'est non seulement inutile mais potentiellement dangereux. En effet, la mise en évidence d'une hernie peut paraître la justification d'une opération alors qu'en fait, le malade va guérir sans en avoir besoin et sans en encourir les risques. Certains malades ressentent cette résistance comme une restriction de leur droit légitime motivée par des considérations économiques; le médecin a le devoir de leur donner les informations et explications nécessaires.

Le repos* a un effet antidouleur immédiat. Mais c'est une arme à double tranchant: s'il est trop prolongé, il a un effet négatif sur la récupération de la souplesse et de la force musculaire, alors que la douleur ne cède pas plus vite pour autant. Sa durée doit être limitée au strict minimum. Il faut éviter de s'imposer un repos absolu au lit sans bouger. Il faut, au contraire, essayer de garder autant que possible quelques activités minimales: se lever pour la toilette et les repas; et recommencer le plus tôt possible à faire quelques pas. Les médicaments antidouleurs tels que les antalgiques* et les anti-inflammatoires* permettent, dans la majorité des cas, de passer le cap de la phase douloureuse aiguë et de se préparer à une reprise de la vie normale, tout en commençant une rééducation. Les manipulations vertébrales*, l'ostéopathie et l'acupuncture* ne sont pas indiquées dans le traitement de la sciatique aiguë. Certains rhumatologues prescrivent un lombostat rigide dans un but antalgique pendant la phase aiguë. Plus de 90 % des sciatiques vont guérir sous l'effet de la combinaison de ces traitements non invasifs en une à trois semaines en moyenne. Mais il arrive que la douleur soit très intense et résiste aux traitements habituels, ce qui justifie un recours de courte durée à un antalgique opiacé*. Les infiltrations* de corticoïdes représentent un bon moyen de traiter localement l'inflammation entre le disque et la racine. C'est un traitement justifié dans les sciatiques aiguës très douloureuses. Mais elles comportent un risque d'infection et doivent donc être pratiquées par un spécialiste entraîné – le plus souvent un rhumatologue ou un radiologue. Leurs indications sont réservées à des cas particuliers.

Le dernier recours, en termes de traitement, consiste à faire appel au chirurgien. Cela peut exceptionnellement s'avérer indispensable et urgent quand le patient a une perte de la sensibilité ou de la force musculaire ou surtout des troubles sphinctériens. Il faut alors lever la compression sur la racine nerveuse avant que la souffrance du nerf n'aboutisse à la destruction de fibres nerveuses et à des séquelles neurologiques. L'indication chirurgicale est également posée lorsque les douleurs sciatiques sont devenues persistantes malgré les traitements médicamenteux et les infiltrations. L'intervention consiste en l'ablation de la hernie discale par un curage du disque ou « discectomie ». Elle peut être réalisée par une chirurgie « classique » après une incision de 5 centimètres environ le long de la colonne vertébrale qui permet d'effectuer une ablation d'une partie du disque hernié. On pratique maintenant plus souvent une « microchirurgie », faite par endoscopie sous microscope après une incision de deux centimètres et demi seulement. Cette technique, dite « mini-invasive », limite les risques opératoires et raccourcit la phase postopératoire. Globalement, la chirurgie de la sciatique par hernie discale donne de bons résultats immédiats sur la douleur : 90 % des opérés n'ont plus de douleur sciatique un an après l'intervention. Au-delà de ce délai, le bénéfice sur la douleur et la fonction du rachis ne sont pas différents chez les opérés et chez les patients qui ont été traités sans chirurgie. C'est pour cette raison et aussi parce que toute chirurgie comporte un risque, que la discectomie n'est indiquée que dans les circonstances très particulières indiquées plus haut.

Les traitements de la sciatique par médicaments et infiltrations et parfois par chirurgie permettent de guérir la quasi-totalité des sciatiques. Cependant, la partie n'est pas définitivement gagnée. Ce qui importe ensuite, c'est d'éviter les rechutes non seulement de sciatique, mais aussi de lombalgies. Tout repose sur l'exercice physique, la rééducation, la perte de poids si besoin, la pratique de sports adaptés et l'application de mesures préventives au travail.

SCOLIOSE, CYPHOSE, LORDOSE

Tiens-toi droit ! Qui n'a pas entendu cette injonction dans son enfance ? La statique idéale implique incontestablement d'avoir un dos le plus droit et plat possible. C'est ce qu'obtiennent à force de patients exercices les danseurs et danseuses classiques et les mannequins. Pour les sculpteurs antiques égyptiens et grecs la représentation de l'idéal masculin ou féminin ne se concevait que dotés d'un dos bien droit, surtout quand il s'agissait de divinités ou de souverains. Malheureusement, force est de constater que nous n'atteignons pas tous cette perfection. Si l'on se tient avec le haut du dos voûté, c'est une cyphose dorsale. Si l'on a les reins creusés et le ventre en avant, c'est une lordose lombaire. Si l'on est penché sur le côté avec une épaule plus haute que l'autre, c'est une scoliose.

Même quand le haut de votre corps est droit, cela ne veut pas dire que le rachis qui le soutient est rectiligne dans tous les plans comme un mât. En fait, même lorsque vous vous tenez parfaitement droit en position debout, votre colonne vertébrale comporte des courbures. Sur les radios prises debout et de profil, on voit nettement que le rachis cervical est légèrement concave vers l'arrière, le rachis dorsal légèrement convexe vers l'arrière et le rachis lombaire à nouveau un peu concave vers l'arrière. Nous avons donc physiologiquement une lordose cervicale et lombaire et une cyphose dorsale. Pour être complet, on peut ajouter que le sacrum et le coccyx qui terminent en bas le rachis sont en cyphose.

Ces courbures anatomiques modestes sont parfaitement normales et probablement sélectionnées au cours de l'évolution pour s'adapter à la position érigée. Cependant, quand les médecins parlent de cyphose ou de lordose, c'est parce que la courbure est trop prononcée. Dans le langage médical, cyphose et lordose sont donc employées pour décrire des déformations anormales et qui peuvent éventuellement entraîner des conséquences néfastes.

Cyphose dorsale

Chez l'enfant, une cyphose dorsale peut être due à une maladie bénigne que l'on appelle la dystrophie vertébrale de croissance, ou maladie de Scheuermann. Pour une raison inconnue, le développement des vertèbres dorsales est perturbé et leur croissance est inhomogène : les corps vertébraux sont déformés en forme de coins ce qui accentue la cyphose dorsale normale. La maladie peut provoquer des douleurs dorsales modérées et passagères, ou ne donner aucun symptôme. Les douleurs sont soulagées par la rééducation et en évitant le port de cartables ou sacs à dos lourds. La rééducation permet le plus souvent de réduire la cyphose qui, dans les autres cas, persistera à l'âge adulte.

Chez l'adulte, l'ostéoporose est une cause fréquente de cyphose dorsale, surtout chez la femme après la ménopause. La cyphose est provoquée par les tassements vertébraux*, c'est-à-dire des fractures des corps des vertèbres. La diminution de hauteur des vertèbres accentue la courbure en avant de la colonne dorsale. Ceux-ci peuvent être douloureux au moment où ils surviennent, mais c'est loin d'être constant. En dehors de la douleur dans les suites du tassement, l'ostéoporose elle-même et la cyphose ne sont pas douloureuses.

Certaines cyphoses sont la conséquence de traumatismes avec fractures vertébrales ou de maladies infectieuses (spondylodiscites*) ou encore de tassements vertébraux d'origine cancéreuse. Dans ces cas, les douleurs sont dues à la maladie en cause et requièrent des traitements spécifiques médicamenteux ou chirurgicaux.

Mais la cyphose est bien souvent uniquement la conséquence du vieillissement. Avec l'âge, les disques intervertébraux finissent par perdre leurs qualités d'élasticité et leur résistance. Sous l'effet des contraintes dominantes, leur usure est plus marquée en avant ce qui provoque fréquemment une cyphose. Une des conséquences les plus visibles de cette cyphose est la perte de quelques centimètres en taille. La cyphose normale, liée au vieillissement, n'entraîne pas de dorsalgies.

Lordose lombaire

L'exagération de la courbure lombaire physiologique que l'on appelle « lordose » ou « hyperlordose » lombaire est fréquente chez l'adulte d'âge mûr. Elle se voit surtout chez les personnes en surpoids : pour caricaturer, on peut se représenter un homme de profil au ventre proéminent et à la cambrure lombaire exagérée. Chez la femme, après la ménopause, l'hyperlordose lombaire est quelquefois associée à une cyphose dorsale due à des tassements ostéoporotiques. Dans tous les cas, la lordose lombaire est favorisée par l'insuffisance de musculation abdominale. C'est un point essentiel sur lequel s'appuie le traitement. L'hyperlordose lombaire est susceptible en elle-même d'entraîner des douleurs. En effet, la courbure excessive met les disques intervertébraux dans une position trop inclinée ce qui provoque des contraintes et des altérations des disques lors des mouvements. Il en résulte des lombalgies, en particulier dans la région basse du rachis lombaire. Au maximum, la détérioration des disques peut se compliquer de hernie* et de compressions de racines nerveuses provoquant les douleurs de la sciatique* ou de la cruralgie*.

Scoliose

Voyons maintenant ce qu'il en est de la forme de notre rachis vu de face. Dans ce plan, la colonne vertébrale n'est pratiquement pas courbée normalement. Sur les radios prises de face en position debout, du haut du cou au sacrum, la colonne vertébrale normale est proche de la rectitude. Quand la colonne vertébrale vue de face comporte une inclinaison latérale vers la droite ou vers la gauche, c'est une déformation. Le rachis dans son ensemble n'est plus rectiligne mais ressemble alors plus ou moins à un S allongé : c'est ce que les médecins appellent une scoliose. La déformation en S est encore plus évidente dans les cas où il existe deux courbures superposées : d'un côté en haut et du côté opposé en dessous.

Une scoliose modérée et limitée à une inégalité de hauteur des épaules de face n'est pas une maladie. Cette déformation est bénigne et les médecins l'appellent « attitude scoliotique ». Elle peut être due à une inégalité des membres inférieurs ou à une mauvaise posture. Elle ne favorise les douleurs du dos que quand elle est importante ; dans ce cas, le médecin pourra selon les situations prescrire le port d'une talonnette* et de la rééducation*. La scoliose « vraie » apparaît le plus souvent au cours de la croissance, en majorité chez des filles, au moment de la poussée de croissance liée à la puberté. La cause en est inconnue. Mais la génétique joue un rôle : le risque de développer une scoliose est supérieur si la mère en a eu une. La scoliose vraie ne se limite pas à une déformation en S du rachis ; elle comporte une torsion de la colonne vertébrale sur elle-même. Sur les radios, on voit nettement une rotation des corps vertébraux. Cela se traduit par une bosse sur un côté du dos. Cette bosse (ou gibbosité) est plus apparente quand l'enfant se penche en avant. Chez l'adolescent la scoliose n'est pas douloureuse. En revanche, si elle n'est pas corrigée, elle sera source de douleurs et d'arthrose à l'âge adulte. Une scoliose installée à 20 ans aura tendance à s'accentuer au cours du temps. Le traitement est donc nécessaire dans les formes marquées. Il consiste essentiellement en une rééducation et à porter un corset. La chirurgie orthopédique constitue un recours ultime dans les cas les plus sévères.

La majorité des troubles de la statique rachidienne peuvent être prévenus. D'une manière générale, l'exercice musculaire est l'élément clé du maintien d'une statique vertébrale normale. Une musculature insuffisante favorise inévitablement l'accentuation des courbures physiologiques du rachis. Dans la majorité des cas de cyphose, de lordoses et d'attitudes scoliotiques, la rééducation et la gymnastique sont les piliers du traitement. La musculation abdominale est incontournable. Si l'index corporel est au-dessus de la normale, la perte de poids est fondamentale. Il faut favoriser les activités physiques telles que la marche, la course à pied et la natation. Le sport est recommandé, mais en évitant les sports dangereux*, notamment ceux qui impliquent des efforts en hyperlordose lombaire (haltérophilie, aviron, certains types de danse, et certains sports de combat).

SPONDYLARTHRITE ANKYLOSANTE

Avec son substantif à la consonance stridente et son adjectif glaçant, le nom de cette maladie est assez terrifiant. Certains d'entre vous ont peut-être connu ou croisé des personnes gravement atteintes. Leur aspect est frappant : le cou est raide ou même bloqué et ils marchent penchés en avant, voire inclinés à plus de 45 degrés sans possibilité de se redresser. Mais il faut tout de suite préciser que cette ankylose résulte de l'évolution de la spondylarthrite non ou insuffisamment traitée. Heureusement nous disposons aujourd'hui de traitements puissants pour combattre la maladie et prévenir l'ankylose.

La spondylarthrite nous éloigne radicalement des douleurs du dos courantes et en particulier de la lombalgie commune. Nous sommes ici dans un tout autre domaine. L'immense majorité des personnes qui ont souffert ou souffrent de douleurs du dos n'ont pas une spondylarthrite ankylosante. De plus, les banales douleurs du dos de tout un chacun ne prédisposent pas à la survenue de cette maladie. Il est cependant utile d'avoir une certaine connaissance de la spondylarthrite. La première raison pour cela est qu'il vaut mieux la dépister à son tout début pour la traiter efficacement et en arrêter l'évolution. La deuxième est qu'être informé rend plus compréhensif envers les personnes qui en sont atteintes. La spondylarthrite n'est pas une maladie rare : 150 000 personnes environ en France en sont atteintes. Ce sont en majorité des hommes. La maladie commence en général dans le jeune âge, entre 18 et 30 ans. La spondylarthrite est ce que l'on appelle un rhumatisme inflammatoire : cela veut dire que les dégâts sont causés par une inflammation très agressive pour les tissus qui composent les articulations. C'est une différence majeure par rapport à l'arthrose qui est une maladie dégénérative où l'inflammation est absente ou passagère. Dans la spondylarthrite l'inflammation des articulations intervertébrales aboutit, si elle n'est pas combattue, à une production de tissu osseux qui crée des ponts entre les vertèbres. Ces ponts osseux que l'on appelle les syndesmophytes bloquent les articulations. Ce processus finit par provoquer une ankylose de tout ou partie du rachis.

La maladie peut aussi atteindre d'autres articulations et provoquer des tendinites, notamment au talon.

Voici le cas d'un patient adressé par un ophtalmologiste qui vient de le soigner par des instillations de collyres pour une inflammation aiguë de l'œil – une uvéite. Mon collègue a posé les bonnes questions à ce jeune homme de 22 ans et a appris qu'il souffrait de douleurs du dos assez inhabituelles. Depuis des mois, cet étudiant sans problème de santé jusqu'alors, est gêné la nuit par des douleurs du dos, du cou et des régions fessières. Le réveil est pénible avec une sensation de raideur de tout le dos et du bassin qui va se dissiper peu à peu dans la matinée. Le reste de la journée se passe sans problème ; mais le même scénario se répète toutes les nuits. En examinant le malade, les signes caractéristiques de la spondylarthrite sont évidents : un début de raideur de la colonne vertébrale et des douleurs de la jonction entre le sacrum et les os iliaques en arrière du bassin. Les examens d'imagerie ont mis en évidence des signes caractéristiques d'inflammation des articulations intervertébrales et des articulations sacro-iliaques. Heureusement, il n'existe encore aucune ankylose. Les examens plus poussés à la recherche de maladies ou symptômes qui peuvent être associés à la maladie n'ont rien montré chez ce jeune homme qui a pu bénéficier à temps d'une prise en charge et de la mise en route d'un traitement efficace par médicaments et rééducation. Le traitement de l'inflammation a aussi permis de dissiper un état de fatigue gênant, souvent associé à la maladie articulaire. Avec une dose modérée d'anti-inflammatoires qu'il supporte bien, ce patient vit tout à fait normalement depuis plusieurs années sans avoir eu de nouvelle poussée.

La spondylarthrite est une maladie à prédisposition génétique. On en trouve d'ailleurs souvent d'autres cas dans la famille. Un marqueur génétique connu depuis plus de cinquante ans est présent chez près de 90 % des personnes atteintes de spondylarthrite : l'antigène HLA B 27 ; mais il faut savoir qu'on le trouve aussi chez 7 % des Français bien portants. Notre patient était bien porteur de l'antigène HLA B 27 comme son frère et une de ses sœurs, pourtant indemnes de tout symptôme de la maladie. Une des originalités de la spondylarthrite est de se développer parfois comme une complication d'autres maladies inflammatoires : le psoriasis, les maladies inflammatoires chroniques de l'intestin (maladie de Crohn et rectocolite hémorragique) ou encore diverses infections intestinales. Dans la plupart des cas, la maladie évolue par poussées de douleurs entre des périodes plus ou moins longues sans aucun symptôme. Certaines formes de la maladie sont plus sévères, sans rémission, avec un risque plus important de handicap.

Les anti-inflammatoires non stéroïdiens (AINS)* sont les médicaments de base pour soulager les symptômes ; et ils suffisent souvent à éviter les poussées. Les corticoïdes* peuvent être utilisés localement pour traiter une uvéite ou une arthrite ou une tendinite ; mais ils sont peu efficaces sur l'inflammation intervertébrale. Et les traitements prolongés par corticoïdes posent inévitablement des problèmes de tolérance. Dans les cas où les AINS s'avèrent insuffisants, il faut arrêter l'évolution de la maladie par des médicaments à durée d'action prolongée (appelés « traitements de fond »). Ce sont, en gros, les mêmes que ceux qui traitent d'autres maladies rhumatismales comme la polyarthrite. Les plus puissants d'entre eux sont des anticorps monoclonaux : ils agissent en bloquant l'effet nocif des substances responsables de l'inflammation des articulations. Les anticorps monoclonaux ne sont pas sans risques ; ils peuvent favoriser et aggraver les infections. Ce sont des médicaments prescrits et surveillés par des médecins spécialistes ; ils sont coûteux mais pris en charge à 100 % par la Sécurité sociale. Enfin, la rééducation joue un rôle extrêmement important dans la spondylarthrite pour traiter la raideur, quand elle existe, et surtout pour la prévenir. Elle doit être poursuivie de manière continue.

La majorité des patients vivent une vie professionnelle et privée normale. Les femmes peuvent avoir des grossesses sous réserve d'une éventuelle adaptation du traitement en fonction des médicaments qu'elles prennent. Les personnes atteintes d'une spondylarthrite peuvent parfaitement avoir des activités physiques et pratiquer du sport en évitant ceux qui sont dangereux* pour la colonne vertébrale. La natation et le vélo (avec le guidon en position haute) sont particulièrement recommandés.

SPONDYLODISCITE

Si vous avez ouvert cette entrée sans connaître le sens de ce mot, je salue votre curiosité et je vous dois sans tarder une définition. Commençons par la désinence « ite » : en médecine, elle signifie inflammation ou infection. Un très grand nombre de symptômes ou de maladies inflammatoires ou infectieuses sont dénommés en ajoutant simplement le suffixe « ite » au nom de l'organe, comme dans : otite, méningite, gastro-entérite, pharyngite, appendicite, arthrite, etc. Quant au mot spondyle, il vient du grec et signifie vertèbre depuis le Haut Moyen Âge. Enfin, aucun mystère dans le terme « discite » qui se réfère ici au disque* intervertébral. Pour conclure : une spondylodiscite est une infection d'une vertèbre et d'un disque intervertébral.

Je me souviens encore de ce jeune homme de 17 ans, hospitalisé il y a une quinzaine d'années dans mon service pour des douleurs lombaires rebelles. Jean Pierre était un de ces garçons dont la croissance avait été explosive, au point que sa grande taille et sa minceur avaient un peu surpris son entourage. D'ailleurs, cette croissance s'était accompagnée, vers l'âge de quinze ans, de douleurs dorsales et lombaires qui s'étaient finalement résolues spontanément en moins d'un an. Le diagnostic qui avait été porté était celui d'une épiphysite vertébrale de croissance. Cette maladie bénigne entraîne des douleurs diffuses, aussi bien au repos qu'à l'effort chez des adolescents, plus souvent des garçons que des filles et plutôt chez ceux qui ont eu une croissance rapide. Alors qu'il n'avait plus eu mal au dos depuis plus d'un an, Jean-Pierre s'est remis à souffrir de douleurs lombaires. Au début, elles étaient limitées aux périodes d'efforts physiques. Comme il était apprenti en boucherie, le port de charges lourdes faisait partie de son quotidien, et ces douleurs ne surprenaient personne. Puis les douleurs sont devenues plus durables jusqu'à le réveiller pendant la nuit. D'abord il n'a pas voulu en parler. Mais il s'est senti de plus en plus fatigué et malade. Ses parents se sont inquiétés et l'ont conduit consulter un médecin qui a considéré dans un premier temps qu'il pouvait malgré tout s'agir de banales lombalgies d'effort. Les symptômes persistaient et s'aggravaient toujours; mais la notion de l'antécédent d'épiphysite de croissance était dans les esprits et on voulait lui attribuer les douleurs: « C'est une rechute, cela passera. » Lorsque les douleurs sont devenues invalidantes et qu'une fièvre est apparue, le médecin a enfin pris la décision de prescrire des examens biologiques et des radiographies. Les résultats des analyses ne laissaient aucun doute sur l'existence d'une forte inflammation et les radiographies montraient des anomalies nettes: une érosion du plateau inférieur de la quatrième vertèbre lombaire et du plateau supérieur de la cinquième; le disque situé entre ces deux vertèbres était quant à lui aplati, ce qu'un scanner a confirmé. Le diagnostic de spondylodiscite infectieuse devenait évident. Il n'y avait pas encore de compression nerveuse. Il fallait en urgence trouver le microbe responsable pour débuter un traitement antibiotique. Le germe isolé dans les hémocultures était en fait une forme rare de streptocoque qui infecte la viande de porc. Ce microbe ne peut contaminer l'homme que par inoculation directe lors d'une blessure ou d'un contact avec une lésion cutanée. C'est une maladie des éleveurs, des vétérinaires et des bouchers, comme Jean-Pierre. Le traitement antibiotique, associé à une immobilisation par corset a guéri le jeune homme de son infection. Mais il en a gardé un disque intervertébral un peu aplati et moins souple que les autres.

La maladie de Jean-Pierre est originale dans la mesure où le microbe responsable s'était introduit lors d'une blessure professionnelle. Les spondylodiscites sont causées par toutes sortes de microbes ; mais c'est le plus souvent un staphylocoque qui est en cause. Ce germe est en fait pratiquement toujours présent sur notre peau ce qui explique pourquoi il est à l'origine de tant d'infections allant du banal point blanc sur la peau à des maladies plus sévères. Mais les spondylodiscites peuvent être dues à bien d'autres microbes dont le bacille de la tuberculose. S'il est une maladie très répandue dans le monde, c'est bien la tuberculose. Tout le monde connaît la tuberculose pulmonaire ou encore la redoutable méningite tuberculeuse. Mais le bacille tuberculeux peut infecter la plupart des organes et en particulier les articulations. La spondylodiscite tuberculeuse a été remarquablement décrite à la fin du XVIIIe siècle par un médecin anglais, Perceval Pott. La spondylodiscite tuberculeuse – ou mal de Pott – pouvait s'étendre à plusieurs vertèbres et finissait par les détruire peu à peu provoquant des déformations majeures : cyphose dorsale, hyperlordose lombaire et scoliose. Le mal de Pott était une des grandes causes des gibbosités représentées si souvent par les peintres des siècles passés. La maladie, comme toute spondylodiscite, peut aussi se compliquer de compressions des racines nerveuses ou de la moelle épinière. La tuberculose est heureusement devenue rare en France aujourd'hui. Mais elle n'a pas disparu, notamment chez les immigrés venant de régions pauvres du globe où la tuberculose continue à faire des ravages. Nous continuons à voir des cas de tuberculose chez les personnes immunodéprimées par une maladie (comme le SIDA) ou à la suite de traitements qui diminuent l'immunité. En dehors des staphylocoques, des streptocoques et du bacille tuberculeux, il y a bien d'autres micro-organismes qui peuvent causer de spondylodiscites. En donner une liste exhaustive voire une description détaillée sortirait du cadre de ce livre

L'histoire de Jean-Pierre est exemplaire. Le diagnostic de spondylodiscite est très difficile et il faut souvent des jours ou des semaines de douleurs avant d'y parvenir. L'infection des vertèbres et du disque est très lentement progressive et les douleurs lombaires sont tellement banales au début que l'on ne s'en inquiète pas. Leur aggravation est insidieuse jusqu'au jour où elles deviennent trop intenses et trop durables, en particulier la nuit, pour être ignorées. Mais l'infection a déjà eu le temps de produire des dégâts. La fièvre et une fatigue anormale sont des symptômes à ne surtout pas négliger. Aucune lombalgie, aucun mal de dos ne peuvent être attribués à une cause banale s'ils s'accompagnent d'une fièvre.

La spondylodiscite représente un exemple de ce que nous appelons en médecine les pièges diagnostiques* : des tableaux trompeurs, faussement rassurants par leur banalité apparente derrière lesquels il faut savoir dépister les indices qui donnent l'alerte. Chacun doit savoir qu'à côté du banal mal de dos que nous avons tous et toutes déjà eu ou que nous aurons au cours de notre vie, il existe quelques maladies plus graves, dont la spondylodiscite. Quand les symptômes sortent de l'ordinaire, il faut se poser des questions et consulter sans tarder un médecin.

SPONDYLOLISTHÉSIS

S'il est un terme médical difficile à comprendre, c'est bien celui de spondylolisthésis ! Malgré sa consonance bizarre et inquiétante ce nom recouvre une réalité plutôt bénigne. Ce mot est construit à partir de racines grecques : spondyle veut dire vertèbre et listhésis, glissement. Un spondylolisthésis est le glissement d'une vertèbre par rapport à celle du dessous. Ce sont le plus souvent les dernières vertèbres lombaires qui sont touchées : soit la quatrième (L4) soit la cinquième (L5). La vertèbre atteinte est décalée vers l'avant par rapport à celle du dessous. Cela se voit bien sur les radiographies de profil du rachis lombaire, et les radiologues ne manquent jamais de le signaler. Le spondylolisthésis est fréquent : on le trouve chez près de 10 % des adultes.

Le glissement vers l'avant est causé par la rupture de la partie de la vertèbre qui l'attache à ses voisines du dessous et du dessus. Cette rupture peut être due à un accident, mais c'est assez rare. Le plus souvent, ce petit élément osseux assez fragile (appelé l'isthme) s'est détérioré peu à peu sous l'effet des efforts de rotation de la colonne lombaire. Le port de charges, les activités sportives en torsion et comportant des sauts contribuent à l'usure de l'isthme. Le fait d'avoir une cambrure lombaire marquée (hyperlordose) favorise aussi le glissement vertébral. Le spondylolisthésis est parfois une conséquence de l'arthrose* des articulations qui relient les vertèbres les unes aux autres en arrière. L'arthrose peut rendre l'articulation instable au point de laisser la vertèbre glisser vers l'avant.

Dans la très grande majorité des cas, cependant, ce glissement qui reste partiel ne compromet la stabilité globale de la colonne vertébrale qui ne risque pas de se disloquer. Le spondylolisthésis se voit surtout chez l'adulte à partir de 40-50 ans. Mais il existe aussi des cas de spondylolisthésis congénitaux visibles dès l'enfance.

La plupart du temps, le spondylolisthésis est indolore et trouvé par hasard sur des radiographies. Mais il arrive aussi que l'on découvre l'existence d'un spondylolisthésis chez quelqu'un qui souffre de lombalgies ou de sciatique. Il s'agit le plus souvent de personnes de plus de 60 ans ; dans ces cas, on observe en général d'autres anomalies connues pour causer directement des douleurs comme une dégénérescence discale ou une arthrose. Il est alors difficile de faire la part des choses : le spondylolisthésis est un des éléments intriqués dans l'origine des douleurs, mais ce n'est pas le seul coupable. Il n'y a pas de symptôme spécifique au spondylolisthésis : les douleurs lombaires ne sont pas différentes. Mais il favorise la persistance des douleurs et augmente le risque de survenue d'une sciatique et d'autres compressions de racines nerveuses.

Un spondylolisthésis découvert fortuitement chez quelqu'un qui n'a pas de douleurs du dos ne requiert aucun traitement. Par prudence, il vaut mieux que cette personne évite les contraintes et les sports dangereux* pour le rachis lombaire. En cas de lombalgies, la présence d'un spondylolisthésis ne change pas vraiment le traitement. On peut soulager les douleurs en prenant un antalgique* ou un anti-inflammatoire*. Le repos* doit être limité au strict minimum. La reprise rapide des activités et la rééducation* sont les moyens les plus efficaces tant pour raccourcir la phase douloureuse que pour prévenir les rechutes. La rééducation et en particulier la musculation abdominale sont encore plus indispensables au lombalgique quand il a un spondylolisthésis. Cela ne fera pas disparaître le glissement mais permettra d'éviter les douleurs. En cas de sciatique ou de compressions d'autres racines nerveuses, l'existence d'un spondylolisthésis est prise en compte par le rhumatologue et le chirurgien pour déterminer la meilleure stratégie de traitement. La chirurgie est réservée aux spondylolisthésis très marqués et surtout en cas de complications, notamment de sciatique et lorsqu'il contribue à provoquer des compressions de plusieurs racines nerveuses dans un canal lombaire rétréci*.

SPORTS DANGEREUX

Vous êtes sur la route et vous voyez un panneau triangulaire bordé de rouge. Il vous avertit d'un danger. Cela ne signifie pas qu'il vous faut opérer un demi-tour. Un sport « dangereux » n'est pas un sport « interdit ». Le lombalgique doit cependant être informé des risques qu'il comporte et l'aborder avec précautions.

Le golf

Le champion américain Tiger Woods, sans doute l'un des plus célèbres golfeurs professionnels de tous les temps a dû interrompre à plusieurs reprises sa carrière à cause de lombalgies, y compris au cours de tournois qu'il était en train de gagner. Il a d'ailleurs subi au moins une intervention chirurgicale sur le rachis en 2014. Son retour au tout premier plan mondial dans les années qui ont suivi a étonné les observateurs et forcé l'admiration de ses collègues. Les données publiées révèlent que les lombalgies représentent au moins 30 % de l'ensemble des traumatismes sportifs des golfeurs professionnels. Les golfeurs amateurs ne sont pas pour autant à l'abri de cette complication. Même si cela peut surprendre au premier abord, ils souffrent autant de douleurs lombaires que les professionnels. Mais les causes de douleurs du dos diffèrent selon le niveau du golfeur. Alors que le joueur accompli paye souvent les conséquences d'un excès d'entraînement ou la recherche de la performance en compétition, le joueur de niveau moyen se fait mal au dos plutôt à cause de sa mauvaise maîtrise du geste et plus précisément de celle du swing. Ce mouvement très spectaculaire, et même élégant quand il est bien fait, implique une rotation extrême du torse suivie d'une volée rapide et puissante ; il met particulièrement en jeu la charnière dorso-lombaire et les disques voisins. De l'avis général, la perfection dans la réalisation du swing ne s'acquiert pas du jour au lendemain !

Le tennis

Le tennis est devenu le sport le plus pratiqué en France. Selon la Fédération Française de Tennis, on compte dans notre pays quatre millions de joueurs de tennis dont la moitié a moins de 18 ans. À l'autre extrémité de la vie, il semble n'exister aucune limite d'âge pour les amateurs passionnés. Et pourtant, le tennis est un sport exigeant. Le joueur doit courir des sprints courts mais intenses, sauter, s'arrêter brutalement en plein mouvement, donner de la puissance à ses coups droits et à ses revers tout en effectuant une rotation du tronc. Quant au service, qui est le geste le plus complexe de ce sport, il impose à la fois extension et torsion du tronc sources de contraintes combinées sur les disques intervertébraux et de tensions des muscles et ligaments. 50 % des joueurs de haut niveau déclarent avoir eu au moins un épisode de lombalgie d'une semaine ou plus. Les plus jeunes joueurs de tennis ne sont pas exempts de lombalgies. Une étude réalisée dans un club suédois a montré que plus de 70 % des joueurs de 12 à 18 ans avaient dû arrêter temporairement le sport en raison d'un traumatisme. Chez ces adolescents, les lombalgies arrivaient en seconde position des accidents après les lésions du coude. Il convient d'être particulièrement vigilant pour les enfants plus jeunes d'autant que les clubs les font débuter dès l'âge de six ans ; toute douleur persistante ou répétée doit faire envisager un avis médical. Chez l'adulte, qu'il s'agisse de grands champions ou de joueurs occasionnels, les lombalgies sont un accident fréquent. Le joueur amateur victime de lombalgies en pratiquant son sport favori doit concentrer ses efforts sur sa préparation physique notamment musculaire mais aussi faire évaluer la qualité de sa raquette ; enfin, il lui faut éviter les surfaces les plus dures et préférer la terre battue.

Les sports de contact et de combat

Le rugby est qualifié de « sport de contact par excellence ». Le terme « contact » tient de l'euphémisme quand on observe la violence des chocs, des plaquages et des impacts lors des chutes alors que le joueur est en pleine course. Les accidents sont fréquents et, parmi eux, les traumatismes rachidiens tiennent une place importante. Mais c'est le rachis cervical qui est le siège des lésions les plus graves, sans parler des traumatismes crâniens qui sortent du domaine de ce livre. Les complications lombaires sont essentiellement musculaires et discales. Les efforts considérables provoqués par la poussée lors des mêlées et les traumatismes secondaires dus aux chutes en sont les principales causes. Les médecins et thérapeutes sportifs insistent tous sur l'importance de la préparation physique et de la maîtrise technique pour prévenir ces lésions.

Les sports de combat ont en commun de mettre à rude épreuve les disques et les articulations vertébrales. La quasi-totalité des judokas ont eu au moins un épisode de lombalgie. Des médecins du sport japonais ont relevé jusqu'à 90 % d'anomalies vertébrales, dont la plupart étaient heureusement bénignes, chez des athlètes confirmés dans les catégories poids lourds et poids moyens. Une vigilance particulière est recommandée chez les enfants : si les douleurs du dos se répètent, il faut consulter et remettre en cause la poursuite de ce sport, ce qui n'est pas toujours facile à faire accepter aux jeunes passionnés.

Les sports à l'origine d'impacts verticaux

Les disques intervertébraux souffrent particulièrement des contraintes verticales. Tous les sports qui ont en commun d'impliquer des sauts ou des secousses à répétition sont pourvoyeurs de douleurs rachidiennes, surtout lombaires. La liste en est longue et chacun d'entre eux comporte des risques mais aussi des avantages spécifiques. L'équitation, le motocross, le ski nautique ne sont généralement pas à recommander aux lombalgiques. L'haltérophilie, ou le body-building si l'on préfère, est un cas un peu différent dans la mesure où l'on peut plus facilement doser soi-même son effort et choisir les mouvements les mieux tolérés. Pour ce qui est de la danse, tout est une question de niveau de performance. Un bon nombre de danseurs professionnels éprouvent un ou plusieurs épisodes de lombalgies pendant leur carrière, malgré le fait qu'ils ont surmonté un processus de sélection particulièrement exigeant et suivent un entraînement physique rigoureux. Mais chez les pratiquants non professionnels, les lombalgies sont plus rares. La danse classique est plutôt bénéfique sur le plan rachidien dans la mesure où elle procure souplesse ligamentaire et articulaire, renforce la musculation abdominale et dorso-lombaire et permet d'acquérir une incomparable rectitude rachidienne.

Et le football ?

La palme du sport le plus populaire au monde revient sans doute au football, surtout chez les hommes (sauf aux USA où c'est un sport plutôt féminin). Le football n'est pas un sport particulièrement à risque pour les lombalgies. Les traumatismes les plus fréquents dans ce sport touchent avant tout les genoux. Mais les douleurs du dos peuvent être au premier plan chez certains joueurs professionnels. À ce sujet, une étude réalisée en Australie fournit un éclairage original et convaincant sur le risque de lombalgies chez les footballeurs. Les auteurs ont recueilli les témoignages de trois groupes de joueurs : les joueurs d'élite (de niveau international), les très bons joueurs et enfin un groupe de joueurs amateurs composé d'étudiants et d'employés de bureau. Le résultat est que les plus à risque de lombalgie sont les joueurs d'élite, les joueurs de bons niveaux occupent la deuxième place alors que les « amateurs » sont les moins affectés. C'est rassurant pour les footballeurs du dimanche… au moins en ce qui concerne les douleurs du dos !

La prévention des lombalgies liées au sport commence par l'obtention d'un niveau articulaire et musculo-ligamentaire adapté aux efforts et contraintes que l'on va imposer à son rachis. Dans tous les sports, une mauvaise condition générale et un âge supérieur à 50 ans sont des facteurs de risques indépendants surajoutés. Par ailleurs, le surpoids est un facteur aggravant commun à tous les types de traumatismes sportifs, et en particulier aux lombalgies. L'essentiel réside dans la qualité de la préparation. On ne fera rien de bon avec un dos raide et une musculature abdominale négligée depuis des années. Avant de se lancer dans la pratique d'un sport qu'il soit réputé « dangereux » ou pas, mieux vaut commencer par faire de la gymnastique, si possible en étant guidé par un professionnel. S'il est un autre conseil connu de tous les sportifs – mais souvent négligé – et qui mérite d'être rappelé au risque de lasser, c'est qu'il faut soigner l'échauffement. Celui-ci comporte des spécificités selon les sports ; mais les principes de base sont constants : étirements doux et mobilisation des articulations opérés de manière lente, progressive, sans forcer. Dans tous les cas, il faut commencer la séance d'autant plus doucement qu'on est moins entraîné. Regardez les champions de tennis avant un match : ils échangent des balles sur le court avant de s'affronter. Pourquoi faudrait-il que vous démarriez d'emblée au maximum ? Enfin la technique joue un rôle essentiel. C'est vrai dans tous les sports, mais c'est particulièrement important au tennis et en golf qui font réaliser des gestes complexes et non naturels avec un matériel spécifique. L'apparition de lombalgies chez un joueur amateur doit lui donner l'alerte. Le premier professionnel à consulter n'est pas le médecin ni le kinésithérapeute, mais son professeur. Corriger un défaut technique suffit souvent à prévenir les rechutes.

Certains sports sont plus dangereux que d'autres pour le rachis. Il faut être raisonnable et les éviter si l'on est déjà sujet aux lombalgies. Si l'on veut absolument continuer à les pratiquer malgré les douleurs du dos, il faut tout mettre en œuvre pour remédier à ses défauts qu'ils soient physiques ou techniques. Après tout, la pratique du sport est une affaire de choix personnel, au moins chez l'adulte. À chacun de s'informer et de prendre ses décisions. Tel sport est « dangereux », certes ; mais c'est peut-être aussi le sport qu'on aime et qu'on souhaite pratiquer le plus souvent et le plus longtemps possible. Le plus dangereux dans le sport, c'est de ne pas en faire du tout.

SPORTS RECOMMANDÉS

On m'a plusieurs fois posé la question : « Pourquoi il faudrait faire du sport quand on a mal au dos ? Ne serait-il pas plus malin de s'en abstenir et de laisser le rachis au repos ? » La réponse à cette question est différente selon que l'on se trouve ou non en période de crise. Mais disons-le d'emblée, la tendance générale est de limiter au maximum le repos et de favoriser la reprise la plus précoce possible d'une activité physique raisonnée.

Revenons au lombalgique qui souffre. S'il s'agit d'une crise aiguë, d'un lumbago* typique qui vous plie en deux à la moindre tentative de mouvement, ce n'est pas le meilleur moment pour pratiquer un sport ! Le repos* s'impose de lui-même jusqu'à ce qu'un médicament antalgique ou anti-inflammatoire ait produit son effet. Mais l'erreur serait de prolonger cette période de repos. Les résultats des études comparant un temps de repos « classique » d'une semaine à un repos bref après un lumbago ont démontré qu'un repos limité à 3 jours ne provoquait pas plus de rechute que celui de 7 jours. Quelle chance : ce sont quatre jours de vie normale gagnés ! Il est désormais largement admis que la reprise rapide de l'activité après une lombalgie aiguë est non seulement possible mais bénéfique en termes de prévention des rechutes. La qualité du soutien musculaire et la souplesse du rachis sont les deux éléments clés de cette prévention. L'exercice du sport, en plus de son intérêt sur le plan cardio-respiratoire, profite au lombalgique dans la mesure où il renforce la musculature abdominale, qui est la priorité numéro un, mais les aussi muscles lombaires et dorsaux. De plus, l'activité sportive, comme toute activité physique, est consommatrice de calories ce qui contribue à la lutte contre le surpoids qui est toujours préjudiciable au lombalgique. Mais il faut en principe éviter les sports dangereux*, c'est-à-dire ceux qui imposent le maintien d'une attitude cambrée (lordose lombaire) ou le port de lourdes charges, ceux qui impliquent des contraintes verticales violentes ou répétées et enfin ceux qui imposent des mouvements brusques de torsion du tronc.

La natation

La natation cumule la plupart des avantages qu'on peut attendre du sport quand on est lombalgique. Une première raison est que l'effet de la pesanteur est minimal : il n'y a pratiquement pas de contrainte verticale. Prenons le cas du dos crawlé : l'effort est global, harmonieusement réparti entre les membres. Quand on nage sur le dos, les battements de jambes sont un excellent exercice de musculation abdominale impliquant non seulement les abdominaux antérieurs mais aussi les obliques ; de plus, les mouvements de bras entraînent une extension en souplesse de l'ensemble du rachis tout en renforçant les muscles du tronc. Le crawl et la brasse sont des nages dans lesquelles le lombalgique trouvera certes un bénéfice musculaire ; cependant, si la technique n'est pas bonne et que l'on nage en creusant trop la région lombaire (hyperlordose), cela peut favoriser les douleurs. Mais ce risque reste en fait limité : si on nage correctement la brasse ou le crawl, il n'y a aucune raison que cela fasse mal au dos.

En revanche, la brasse papillon nécessite vraiment une technique rigoureuse si l'on veut la pratiquer sans risque de douleurs.

La marche et la course

La marche sportive, la marche nordique et la randonnée sont autant de sports proches d'une activité naturelle que l'on peut pratiquer en tous lieux et par tous les temps. Nombreux en sont les avantages : exercice physique au grand air, consommation calorique non négligeable si la rapidité est suffisante, musculation abdominale et des membres inférieurs. Au cours de la marche sportive, il faut penser à maintenir une rectitude du dos et de la région lombaire en gardant les épaules en arrière et en portant le regard bien droit devant soi. Quant à la populaire marche nordique, elle ajoute un excellent travail du haut du torse et des bras, à condition de la pratiquer correctement et de ne pas se contenter de marcher en laissant traîner les bâtons sur le sol comme on le constate hélas trop souvent.

La course à pied est globalement bénéfique. Le seul inconvénient potentiel vient des impacts répétés sur le sol qui créent des contraintes sur les disques. Il faut se faire conseiller sur le type de chaussures le mieux adapté à son cas ; heureusement de nombreuses marques proposent des chaussures absorbant en partie les chocs. Le choix du terrain revêt une grande importance ; la règle est simple : il faut éviter les sols durs (macadam, cailloux, pavés). Enfin l'entraînement doit être progressif, fonction des capacités individuelles et rester à un niveau modéré : pas plus de 20 km par semaine en moyenne.

Autres sports

Le ski de fond est un excellent sport pour le lombalgique, très comparable d'ailleurs à la marche nordique, mais sa pratique est évidemment limitée pour la majorité d'entre nous à certaines périodes de l'année.

Le vélo comporte beaucoup d'avantages sur le plan musculaire aussi bien pour les membres inférieurs que pour les abdominaux. La dépense calorique est importante.

Cependant, la position du tronc peut parfois provoquer une recrudescence des douleurs du dos chez certains, mais ce n'est pas fréquent. Sur ce point, il faut insister sur l'importance de bien déterminer la hauteur de la selle ; le recours aux conseils d'un expert est recommandé.

La pratique du Yoga* et des gymnastiques chinoises sous contrôle d'un professeur compétent est à recommander aux lombalgiques. Ces techniques cumulent les avantages des étirements, de la musculation et de la relaxation.

Peut-on fixer une durée idéale pour la pratique du sport quand on est lombalgique ? À l'évidence, cela dépend du type de sport et surtout de l'individu, de son état cardio-respiratoire, musculaire et articulaire. La question de l'âge mérite d'être abordée sans préjugé. C'est l'âge physiologique qui compte et pas celui de l'état civil. Il n'y a qu'à voir les vidéos sur Internet qui montrent les performances athlétiques des « super seniors ». La notion de limite d'âge n'a pas vraiment de sens. Bien sûr, tout est affaire de cas particulier et la prudence reste la règle ; je recommande de prendre un avis médical, notamment cardiologique, s'il existe une pathologie à risque de décompensation à l'effort.

Les recommandations qui sont généralement données s'appliquent à quelqu'un qui a déjà atteint un niveau « de croisière » et pas au débutant qui n'a jamais fait de sport jusque-là. Une durée de 90 minutes par semaine est raisonnable mais déjà suffisante pour apporter un bénéfice. Il est préférable de répartir les activités sportives en plusieurs sessions : au mieux trois fois par semaine. L'activité sportive est idéalement associée à une activité de renforcement musculaire en alternance une à deux fois par semaine (gymnastique en salle ou en piscine sous contrôle, ou rééducation). Enfin, si cela est possible, il est préférable de se faire conseiller et superviser au moins à intervalle régulier par un professeur pour les sports les plus techniques ou par un professionnel plus généraliste tel qu'un kinésithérapeute, ou un « coach sportif ».

Mais faire une activité sportive et la maintenir sur le long terme uniquement dans un but « médical », ou même de bien-être n'est pas évident pour tous. Nombre de mes patients, plein de bonne volonté, se sont lancés avec enthousiasme, puis ont abandonné quand la lassitude et l'ennui l'ont emporté sur la motivation. J'ai l'habitude de recommander en premier la natation. Parfois, la réplique (fort justifiée d'ailleurs) du patient est cinglante : « Je ne sais pas nager » ! Ou encore : « J'ai horreur des piscines » ! Dans ces cas, il est inutile d'insister... En discutant avec le patient on finit par se mettre d'accord sur un sport qui lui convienne et qui n'est pas dangereux. Mais je sais que pour maintenir une activité sportive dans la durée, il faut y prendre plaisir. Une patiente me disait : « Le seul sport que j'aime c'est le tennis : il faut que je sois motivée par le fait de bien frapper la petite balle pour me faire courir » ! *Dont acte !* Je préfère qu'un patient qui souffre de mal de dos pratique un sport un peu moins recommandé plutôt qu'il n'en fasse pas du tout !

SURPOIDS

Chacun d'entre nous a une morphologie unique. À l'âge adulte, l'état de notre corps est le résultat de facteurs génétiques et des évènements survenus depuis la naissance :

croissance, puberté, activités physiques, éducation, etc. Globalement, en l'absence de maladie ou d'accident, notre squelette et notre système musculo-ligamentaire sont adaptés à notre type morphologique. Le temps passant et les effets d'une alimentation trop riche et d'un manque d'activité physique se faisant sentir, la prise de poids est trop souvent considérée comme une fatalité. Un de mes patients, quinquagénaire originaire d'une de nos provinces françaises à haute tradition gastronomique, me disait : « J'ai grossi, c'est normal ! Dans ma famille les hommes prennent cinq kilos tous les dix ans à partir de la quarantaine. » Ce poids vient en excès : c'est une charge en trop que la colonne vertébrale aura à supporter. Il est donc légitime, d'un point de vue biomécanique et en dehors de toute autre considération, de parler de « surpoids ». Un autre facteur nocif s'ajoute à l'effet du poids, ce sont les déformations de courbures de la colonne vertébrale résultant de l'obésité. L'augmentation de volume de l'abdomen entraîne une attitude cambrée (l'hyperlordose lombaire) source de contraintes excessives sur les disques* et les articulations vertébrales. En dehors de son effet mécanique, l'obésité exerce un rôle néfaste sur la douleur lombaire par un mécanisme biologique : l'inflammation. Chez les personnes en surpoids, mais surtout chez les obèses, le tissu adipeux provoque une réaction inflammatoire locale entretenue par la production de substances pro-inflammatoires. Ces produits diffusent dans l'ensemble de l'organisme et entraînent un état inflammatoire généralisé. Or l'inflammation est non seulement une cause directe de douleurs mais elle est aussi un facteur aggravant des douleurs préexistantes.

Toutes les études épidémiologiques réalisées confirment le lien entre obésité ou surpoids et douleurs du dos. Le dépouillement des enquêtes sur la santé de la population des États Unis entre 2009 et 2012 fait ressortir 5 facteurs associés à la lombalgie : la sédentarité, l'obésité, le tabagisme, l'alcoolisme et le manque de sommeil. Les travaux réalisés chez des jumeaux sont précieux quand on cherche à distinguer ce qui provient de la génétique et de l'environnement. Ils aboutissent au constat que l'obésité augmente par deux le risque d'être lombalgique. Pour évaluer la fréquence de survenue au cours du temps des douleurs du dos et leurs relations avec divers facteurs, des auteurs ont suivi un millier de jeunes finlandais âgés de 24 à 39 ans pendant six ans. Parmi ces jeunes, ceux qui étaient obèses avaient près de deux fois plus de lombalgies que les autres. D'autre part chez les jeunes finlandais en surpoids le manque d'activité physique multipliait le risque par trois. Surpoids et sédentarité sont souvent associés dans une relation de causalité réciproque. Or ce sont deux facteurs indépendants favorisants des lombalgies : l'excès de poids cause une contrainte excessive imposée au rachis et l'insuffisance musculaire prive la colonne d'un soutien optimal. Il est clairement reconnu que la combinaison des deux amplifie le risque de devenir lombalgique.

Est-ce que la perte de poids soulage les douleurs du dos ? Dans mon expérience personnelle, cela ne fait aucun doute : mes patients lombalgiques avaient moins de douleurs après avoir perdu quelques kilos Mais est-ce confirmé par les études rigoureuses portant sur de grands nombres de cas ? Une étude réalisée chez des grands obèses lombalgiques apporte une réponse sans équivoque. Ces patients qui avaient un poids moyen de 116 kg ont opté pour une chirurgie bariatrique pour traiter leur obésité. Un an après la chirurgie, tous avaient perdu du poids (trente kilos environ en moyenne) et leurs douleurs du dos avaient significativement diminué. Un point très intéressant et encourageant est que l'état de leurs disques lombaires s'était parallèlement amélioré. La souffrance du disque se traduit par son amincissement qui se mesure tout simplement par sa hauteur sur les radios. Un disque L4-L5 normal a une hauteur moyenne de 15 millimètres. Chez ces patients obèses la hauteur du disque était de 6 millimètres avant chirurgie et de 8 un an après. C'est un signe indéniable de récupération du tissu discal. L'exemple de ces grands obèses qui ont eu recours à la chirurgie est démonstratif, mais il est extrême. Qu'en est-il pour les nombreux lombalgiques qui n'ont qu'un surpoids modéré ? Une étude réalisée en Irlande chez plus de 800 personnes suivies pour excès de poids confirme l'effet bénéfique de la perte de poids. Parmi ces personnes, 70 % étaient lombalgiques. Six mois après le début de l'application de mesures diététiques, les lombalgies avaient diminué chez les participants qui avaient perdu au moins 5 % de poids.

Il ne fait pas de doute que la réduction du poids chez les grands obèses comme chez les personnes en surpoids contribue au soulagement des douleurs lombaires. Mais il faut aussi savoir que si la perte de poids est nécessaire, elle n'est pas suffisante. Les lombalgies sont pratiquement toujours d'origine multifactorielle. Leur traitement ne peut pas se limiter à une seule intervention. La prise en charge thérapeutique est globale ; elle comprend en priorité la correction des facteurs responsables, comme le surpoids mais aussi la rééducation*, la pratique d'une activité physique adaptée et l'application d'attitudes de prévention dans la vie personnelle et au travail.

SYNDROME DU PYRAMIDAL

Madame B étonnerait les gens qui la voient faire son jogging si elle leur disait qu'elle a largement entamé la soixantaine. Sa silhouette svelte et son maintien parfaitement rectiligne font envie. Tout en exerçant une profession libérale plutôt sédentaire, elle a toujours été très active physiquement. Elle pratique régulièrement la marche rapide, le jogging et la natation, auxquels elle ajoute une à deux séances hebdomadaires de gymnastique. Elle consacre globalement quelques heures par semaine à l'activité sportive. Madame B n'a jamais souffert de douleurs du dos ; on peut penser que ses efforts pour se maintenir en forme ont été récompensés ! Pourtant, il y a un peu plus d'un an, elle a commencé à ressentir une douleur du bas de la région lombaire, toujours dans les suites des séances de jogging ou de marche rapide. La douleur est plus souvent d'un seul côté, mais parfois des deux. Elle diffuse vers les fessiers et peut même descendre un peu plus bas derrière la cuisse. Elle est aussi réveillée par la montée d'escaliers ou la montée d'une pente. La douleur s'atténue en un à trois jours après l'effort qui l'a déclenchée ; mais Madame B a quand même parfois besoin de prendre un antalgique pour la soulager. La douleur n'est absolument pas provoquée par les mouvements de flexion, d'extension ni de rotation de la colonne vertébrale. Madame B a d'ailleurs conservé une remarquable souplesse. Les avis des professionnels sur sa douleur ont été longtemps partagés et plutôt hésitants. Les diagnostics évoqués ont été ceux d'une tendinite du muscle moyen fessier puis d'une lombalgie basse par arthrose postérieure* ; on a également craint qu'il s'agisse d'une douleur de la hanche. Mais ces hypothèses ne correspondaient pas parfaitement aux symptômes ; quant aux radiographies, elles étaient parfaitement normales et ont permis de la rassurer sur l'absence d'arthrose vertébrale ou de hanche. Quand le diagnostic a été fait, Madame B en a été la première surprise, car elle n'avait jamais entendu parler du syndrome du pyramidal ! Il faut dire que cette entité est peu connue, y compris des médecins et a même été une source de controverse il y a quelques années.

Qu'est-ce que le pyramidal ? C'est un muscle situé en profondeur dans la partie moyenne de la fesse ; il est invisible car recouvert par les muscles fessiers qui sont beaucoup plus volumineux que lui. Il va du bassin (du sacrum précisément) à la partie haute du fémur. Il se contracte lors des mouvements de la hanche. Le terme « pyramidal » qui a donné son nom au syndrome est lié à la forme triangulaire du muscle (il est en fait appelé « piriforme » en anatomie). Le pyramidal peut faire mal pour deux raisons. Il est tout d'abord particulièrement sujet aux contractures quand il est trop sollicité, notamment par les mouvements de flexion et de rotation de la hanche lors de la marche et de la course. Et puis le muscle pyramidal a un proche voisin délicat : le nerf sciatique qui est en contact étroit avec lui. Si le muscle est lésé ou contracturé il peut irriter le nerf et déclencher une douleur sciatique. Le diagnostic de syndrome du pyramidal est fait par le médecin en reproduisant la douleur par la palpation du muscle et à l'aide de manœuvres spécifiques. Il doit aussi vérifier qu'il ne s'agit pas d'autre chose, comme une douleur lombaire d'origine discale ou arthrosique ou encore d'une douleur de hanche.

Une fois la cause de la douleur connue, la première phase du traitement consiste à essayer d'éliminer les mouvements ou les efforts spécifiques qui l'ont déclenchée. Dans le cas du sport, ce peut être une modification ou une adaptation de l'entraînement. Chez un joggeur, il faut aussi vérifier que les chaussures sont bien adaptées. On recommande aussi de privilégier la course sur terrain plat. La rééducation s'avère parfois nécessaire : elle doit être faite par un kinésithérapeute au début avant d'être poursuivie chez soi. Les massages profonds ont un effet antalgique et décontracturant. Dans les rares cas où la contracture est devenue rebelle et se complique de douleurs sciatiques, on peut proposer une injection intramusculaire de toxine botulinique.

Le syndrome du pyramidal est en fait plus méconnu que rare. Si le diagnostic est souvent fait tardivement, c'est parce que personne n'y a pensé. Si vous souffrez d'une douleur de la fesse déclenchée par les efforts, sachez que ce n'est pas forcément à cause de vos vertèbres ou parce que vous avez une arthrose de la hanche. Et si votre médecin n'a pas évoqué ce diagnostic, vous pourrez lui poser la question : « Docteur, et si c'était un syndrome du pyramidal ? »

T

TALONNETTE ET INÉGALITÉ DES MEMBRES INFÉRIEURS

Il y a inégalité et inégalité. Une disparité de plusieurs centimètres des membres inférieurs chez l'enfant est un problème médical sérieux. Une différence de longueur de cet ordre affecte la statique, la marche et l'ensemble des activités physiques. À la longue, l'asymétrie favorise l'arthrose des articulations portantes, notamment de la hanche et c'est un préjudice esthétique non négligeable. La chirurgie est souvent nécessaire pour corriger les différences de longueur sévères. À l'opposé, une différence de moins d'un centimètre est considérée comme physiologique, « normale » si l'on préfère. Les mesures systématiques de longueur des membres chez des adultes en bonne santé montrent que les inégalités de longueur sont fréquentes. D'après une étude réalisée sur un millier de jeunes militaires américains, seuls 25 % avaient les deux membres inférieurs exactement de la même longueur. Il en est de l'inégalité de longueur des membres inférieurs comme de beaucoup d'autres asymétries physiques : quand elle est minime, elle a toutes les chances de n'avoir aucune conséquence clinique. Les médecins s'accordent généralement pour ne prendre en considération que les différences qui dépassent 1,5 centimètre. Entre 1,5 et 5 centimètres la différence est dite « légère ou modérée » ; au-delà elle est qualifiée de « sévère ». On peut avoir une disparité de longueur depuis l'enfance. Elle peut aussi se produire au cours de la vie soit à la suite d'une fracture ou d'une affection articulaire en particulier du genou soit progressivement sans raison identifiée.

L'inégalité de longueur des membres inférieurs est-elle une cause de lombalgie ? Évoquer une relation de cause à effet entre cette anomalie et les douleurs semble empreint d'un solide bon sens. Si un des membres inférieurs est plus court le bassin n'est pas horizontal et la colonne vertébrale qui repose sur lui est en déséquilibre. Il peut alors s'ensuivre une déformation en S de la colonne (scoliose*) laquelle va entraîner un travail asymétrique des disques et des articulations vertébrales. Ces conditions de fonctionnement anormales vont causer une tension musculo-ligamentaire et, à la longue, une usure prématurée des structures articulaires : ce sont précisément les mécanismes reconnus comme étant responsables des lombalgies. Cependant la formule : inégalité = bascule du bassin = scoliose = lombalgie est trop simpliste. Nous ne passons pas notre vie debout et immobiles. Il faut considérer l'ensemble de la biomécanique de notre corps, particulièrement au cours des efforts et dans les postures les plus susceptibles de provoquer des contraintes sur le rachis et ses attaches musculo-ligamentaires. Des auteurs finlandais ont précisément eu l'idée d'évaluer le rapport entre une différence de longueur des membres et lombalgies en tenant compte du type de travail. L'étude a été réalisée chez des employés d'une entreprise de boucherie industrielle. Deux groupes de personnes ayant des tâches bien différentes ont été comparés : les bouchers qui travaillent en position debout et les employés du service commercial qui eux sont la plupart du temps assis. Un premier résultat est que les lombalgies étaient un peu plus fréquentes chez les bouchers que chez les employés de bureau. Ce qui est particulièrement intéressant est le fait qu'il y avait une association entre lombalgies et différence de longueur des membres chez les bouchers mais pas de façon significative chez les employés de bureau. L'interprétation de ces résultats est que le travail en position debout révèle le facteur favorisant des lombalgies représenté par la différence de longueur. Travail debout et différence de longueur sont deux facteurs combinés favorisant les lombalgies.

Mais les résultats des travaux cliniques dans ce domaine sont loin d'être tous concordants. Des orthopédistes iraniens ont recruté 600 adultes des deux sexes choisis au hasard : une moitié d'entre eux étaient lombalgiques, alors que les autres n'avaient jamais eu aucune douleur ni de problème articulaire ou de traumatisme. Ce travail n'a montré aucune liaison entre différence de longueur des membres inférieurs et lombalgies. En revanche, les lombalgiques avaient en moyenne une plus grande faiblesse musculaire abdominale et dorso-lombaire

En fait, les études épidémiologiques qui concluent à l'absence de lien entre inégalité des membres inférieurs et lombalgies sont aussi nombreuses que celles qui en trouvent un. De plus, les travaux qui répondent positivement à la question sont en désaccord sur le seuil à partir duquel une différence de longueur est susceptible de causer des lombalgies. Cette différence minimale pour provoquer des douleurs varie de 5 à 60 millimètres selon les différentes études cliniques.

La correction des inégalités des membres inférieurs peut-elle améliorer les douleurs ? Les lombalgiques n'ont rien à faire des discussions sur les mécanismes de causalité ; ce qui compte pour eux est de savoir si le remède est efficace. Les lombalgies dues à une différence modérée de longueur des membres inférieurs ne relèvent pas de la chirurgie. Le traitement proposé est si simple et si bon marché que son succès a été universel : il suffit de faire porter au malade une talonnette dans sa chaussure du côté court pour rétablir l'égalité !

Plusieurs études cliniques ont fait état de succès thérapeutiques de la talonnette. Certains travaux ont même observé qu'elle gardait son efficacité dans la durée, jusqu'à 18 mois sans poser de problèmes de tolérance. Cependant d'autres études aussi nombreuses, n'ont pas confirmé ces résultats positifs. Certains malades ont même plus mal après qu'avant. Il est possible qu'ils aient pris, avec le temps, l'habitude de compenser inconsciemment la différence en position debout ou à la marche. Ils ont eu donc l'impression d'être « sur-corrigés » par la talonnette. En conclusion, rien n'est tranché. On se trouve dans une zone grise : la talonnette est peut-être efficace, mais ce n'est pas certain.

L'expérience clinique m'a conduit à adopter une position prudente, voire réservée, vis-à-vis de la talonnette. Ce n'est sûrement pas la solution miracle à appliquer dès qu'une différence de longueur des membres inférieurs a été mise en évidence. Beaucoup de cliniciens adoptent une approche progressive. La correction n'est pas faite d'emblée en totalité. Dans le cas, par exemple, d'une différence de 1,5 centimètre, on commence par prescrire une talonnette de 0,5 centimètre. C'est souvent suffisant ; sinon on peut augmenter progressivement. Un point important est que, dans la plupart des cas, il est impossible d'isoler une cause unique chez un lombalgique. Les douleurs résultent d'un ensemble de facteurs constitutionnels ostéo-articulaires et musculo-ligamentaires auxquels s'ajoutent le poids, les activités physiques de tous ordres, les postures au travail, sans oublier le psychisme. La disparité de longueur n'est que l'un d'entre eux, et probablement pas le plus crucial surtout quand elle modeste et ancienne. Le port d'une talonnette ne dispensera de toute façon pas d'aborder les mesures prioritaires que sont la perte de poids, le renforcement musculaire ainsi que la correction des mauvaises attitudes et postures dans le travail et les activités physiques.

TASSEMENT VERTÉBRAL

Tassement vertébral est synonyme de fracture. Mais c'est une dénomination réservée à la fracture d'une partie bien précise de la vertèbre : le corps vertébral. Les vertèbres sont empilées pour former la colonne vertébrale comme les pierres d'une colonne. Ce sont les parties volumineuses des vertèbres (ou corps vertébraux) qui forment la plus grosse part de cette colonne. Mais chaque vertèbre comporte aussi un arc situé derrière le corps vertébral ; chaque arc, appelé arc postérieur, est lui aussi articulé avec ceux du dessus et du dessous. La moelle épinière et les racines nerveuses se trouvent dans l'espace situé entre les corps vertébraux et les arcs postérieurs.

Une fracture du corps vertébral est appelée « tassement » parce que sous l'effet d'un choc, le corps vertébral au lieu de se briser en deux parties (comme le tibia par exemple) s'aplatit un peu comme une boîte en carton sur laquelle on exerce une pression. Sur les radios, le corps vertébral est déformé et affaissé : on dit qu'il est « tassé ». Les tassements vertébraux sont très fréquents ; le plus souvent, ils n'entraînent pas de compression de la moelle épinière ni des racines. Ce sont les fractures de l'arc postérieur qui menacent le plus les structures nerveuses.

Madame G ne faisait pas du tout son âge. C'était une femme de 61 ans mince, élégante, au visage presque sans rides, à la démarche assurée. Elle n'avait jamais eu de problème de santé sérieux dans sa vie. C'est un incident tout à fait banal qui a révélé sa maladie. Ayant glissé sur un tapis d'escalier mal fixé elle a fait une petite chute sur le dos. Le choc avait été amorti et elle pensait que cela passerait en quelques heures. Mais la douleur au milieu du dos, sans être très vive est restée présente plusieurs jours et la réveillait parfois la nuit lors des changements de position. Au bout de quelque temps, elle a consulté son médecin ; il a prescrit des radios qui ont montré un tassement récent de la deuxième vertèbre lombaire ainsi qu'un tassement de la douzième vertèbre dorsale probablement ancien mais passé totalement inaperçu et des signes indirects d'ostéoporose sur l'ensemble du rachis. Madame G a bénéficié d'examens complémentaires qui ont confirmé le diagnostic d'ostéoporose post-ménopausique et un traitement a permis de stopper l'évolution de sa maladie.

La moitié des tassements vertébraux ostéoporotiques sont diagnostiqués a posteriori sur des radiographies du rachis faites pour une autre raison. Ceci s'explique par le fait que la douleur a été modérée et passagère ; et aussi parce qu'il a suffi d'un choc minime, voire d'un mouvement brusque inhabituel pour provoquer la fracture. L'ostéoporose rend la vertèbre si fragile qu'une contrainte à peine excessive peut entraîner un tassement. On estime que 25 % au moins de l'ensemble des femmes de plus de cinquante ans ont un tassement vertébral. Le risque d'avoir une fracture vertébrale augmente exponentiellement avec l'âge. Ceci est vrai aussi chez les hommes les plus âgés : les radios du rachis de 1 500 Suédois âgés de 69 à 81 ans montraient au moins un tassement vertébral chez 15 % d'entre eux. La grande majorité ne le savait pas ; et il n'y avait pas plus de lombalgiques dans le groupe des personnes ayant un tassement vertébral que chez ceux qui n'en avaient pas. Puisque les fractures/tassements ostéoporotiques sont fréquentes et souvent passées inaperçues, faut-il en conclure qu'elles sont toujours indolores ? Absolument pas ! Un tassement vertébral peut provoquer des douleurs. Elles sont soulagées par le repos et le port d'une ceinture ou d'un corset en plus des médicaments antidouleurs. D'autre part, la répétition des tassements de vertèbres entraîne une déformation du rachis en cyphose (dos courbé vers l'avant) avec une perte de taille de plusieurs centimètres, et des douleurs résiduelles. D'une manière générale, les tassements vertébraux ont un impact négatif sur la qualité de vie. L'ostéoporose non traitée fragilise progressivement l'ensemble du squelette et conduit à d'autres tassements vertébraux, mais aussi à des fractures du poignet, du bras et de la hanche. Heureusement, l'ostéoporose a bénéficié ces dernières années de progrès thérapeutiques très significatifs, grâce à des médicaments permettant de reconstituer un tissu osseux proche de la normale. Mais cette maladie se traite d'autant mieux qu'on commence le traitement plus tôt.

Les tassements vertébraux ne sont pas tous dus à l'ostéoporose. Un choc suffisamment violent, comme un accident de la voie publique ou une chute de ski par exemple peuvent entraîner un tassement en l'absence de toute fragilité osseuse. Chez les victimes de polytraumatisme, un tassement vertébral passe souvent inaperçu dans le contexte de lésions multiples évidentes et à traiter en urgence.

Après l'ostéoporose et les accidents, les cancers sont la troisième grande cause de tassements vertébraux. Les métastases osseuses sont malheureusement parfois le premier signe de la maladie cancéreuse ; elles peuvent affecter tous les os mais tout particulièrement la colonne vertébrale. Les cancers les plus fréquemment à l'origine de métastases osseuses sont ceux du sein, de la prostate et du poumon. Parmi les autres maladies cancéreuses susceptibles de toucher les os, le myélome est celle qui provoque le plus souvent des tassements vertébraux. Cette maladie est due à la transformation maligne de cellules de la moelle osseuse appelées plasmocytes. Les tassements d'origine cancéreuse, qu'il s'agisse de métastases ou de tumeurs osseuses comme le myélome, sont très souvent accompagnés de signes qui donnent l'alerte. Tout d'abord les douleurs qu'elles occasionnent sont particulièrement fortes, durables, difficiles à soulager par les antalgiques courants. De plus, le patient se plaint souvent d'autres troubles comme de la fatigue, un manque d'appétit et une perte de poids. Ce sont autant de symptômes qui donnent l'alarme et doivent faire redouter qu'une maladie maligne soit à l'origine du tassement. Les complications nerveuses sont plus fréquentes au cours des fractures vertébrales secondaires à des tumeurs ou à des métastases qu'après les tassements dus à l'ostéoporose.

Ni le traitement de l'ostéoporose ni celui du cancer ne permettent de faire revenir la vertèbre tassée à son état normal. Alors, peut-on intervenir chirurgicalement comme on le fait dans la plupart des autres fractures osseuses et restaurer sa forme à la vertèbre tassée ? L'approche chirurgicale a d'abord été limitée aux cas où la vertèbre est tellement affaissée que cela risque d'entraîner une déformation importante de la colonne vertébrale ou une compression de la moelle épinière ou de racines nerveuses. Dans ces cas, une ostéosynthèse par pose de plaques vissées permet d'assurer la stabilité et d'éviter les compressions. Plus récemment, des techniques dites de microchirurgie ont été développées. La plus couramment employée est la vertèbroplastie : cela consiste à injecter, à l'aide d'une grosse aiguille, une substance qui, en se solidifiant, prendra grossièrement la forme et la résistance de la vertèbre. Un des avantages non négligeables de la vertèbroplastie est son effet antalgique. L'application de la vertèbroplastie ou de techniques proches comme la pose d'un ballon dans la vertèbre n'est pas systématique et se discute au cas par cas. Mais cela représente indéniablement un progrès thérapeutique précieux. Ces méthodes se sont perfectionnées et donnent peu de complications, c'est pourquoi elles sont de plus en plus souvent proposées dans les tassements ostéoporotiques dans le but d'éviter douleurs et déformations.

TRACTIONS

La traction vertébrale est un traitement dérivé d'un geste naturel : l'étirement. Quand on a mal au dos on a envie de s'étirer, comme de courber le dos en arrière en appuyant ses mains dans le creux des reins. Si la douleur n'est pas trop vive et qu'on en a la possibilité, on se suspend quelques instants à une barre horizontale ou à une branche d'arbre. Et cela apporte généralement un soulagement passager. Les raisons réelles pour lesquelles les étirements font du bien sont en fait imparfaitement connues. Mais soulager la pression sur les disques et les articulations entre les vertèbres semble découler du bon sens. En détendant les muscles et les tendons, l'étirement diminue les influx nerveux douloureux provenant de la zone sous tension. La modification des conditions locales est alors signalée à notre système nerveux ; schématiquement, le cerveau réalise que l'information a changé et qu'il n'est plus nécessaire « de ressentir de la douleur ». Le cercle vicieux douleur-contracture est interrompu.

Les tractions manuelles ou surtout mécaniques et motorisées permettent un étirement plus puissant que ce que l'on peut obtenir soi-même. Ce sont des actes thérapeutiques réalisées par un kinésithérapeute sur prescription médicale. Elles se font généralement en position allongée sur une table spéciale. La traction est exercée à partir d'un harnais fixé sur le thorax et sur le bassin. On utilise un système de poulies et de poids adaptés à la taille et à la morphologie du patient. Il existe aussi des tables dotées de moteurs électriques. Il est important que le patient soit bien informé du déroulement de la séance, sa durée (30 à 45 minutes) et les effets attendus. Le fait d'être tenu attaché et de se sentir à la merci d'une traction sur sa colonne vertébrale douloureuse a de quoi inquiéter ! Il est pourtant essentiel d'être le plus détendu possible. Réalisées sous contrôle d'un professionnel de santé, les tractions ne sont pas dangereuses.

Les tractions ont connu dans le passé une vogue certaine dans le monde de la médecine et de la rééducation pour le traitement des lombalgies et des sciatiques. On a même considéré, sans preuve à l'appui, que grâce à l'écartement de l'espace entre deux vertèbres, les tractions étaient capables de « réduire » une hernie discale. Il faut bien dire que l'avis des experts est plus réservé actuellement. Aujourd'hui, l'exigence est plus élevée : tout traitement est évalué sur des critères objectifs, en particulier sur les résultats des essais thérapeutiques comparatifs. Pour les médicaments, le « gold standard » est l'essai thérapeutique randomisé (par tirage au sort) comparant le produit à un traitement de référence ou au placebo. Dans le cas de méthodes de rééducation, comme les tractions, la réalisation d'une comparaison en double aveugle est plus complexe mais possible. De nombreuses études comparant des tractions réelles à des tractions simulées ont été réalisées depuis une vingtaine d'années. On parvient à « simuler » la traction en exerçant une force inférieure à ce qui est considéré comme nécessaire pour obtenir un effet. Cependant, comme dans tous les cas où le traitement est effectué par un professionnel, il est très difficile de faire une comparaison « en double aveugle » : le kinésithérapeute sait si la traction en cours est réelle ou non. Ce point a son importance car il joue en faveur du traitement que l'on cherche à évaluer : en principe, le professionnel a tendance à faire confiance à son traitement. Son influence sur le patient se fera plutôt en faveur du traitement même s'il essaie de rester neutre. Quel est le résultat de ces études ? Globalement, elles montrent une petite différence : les tractions réelles sont plus efficaces que les tractions simulées. Dans les lombalgies, les tractions ont un effet positif sur la douleur et la souplesse mais uniquement à court terme. Il n'est pas prouvé que les tractions manuelles ou mécaniques soulagent la douleur lombaire ou sciatique ni améliorent la souplesse de la colonne vertébrale de façon durable. Elles ne permettent pas non plus une reprise plus rapide du travail. D'autre part, lorsqu'un patient est traité par une autre méthode de rééducation, le fait d'ajouter des tractions n'apporte pas un bénéfice supplémentaire. En pratique, les tractions ne sont pas recommandées dans le traitement des lombalgies chroniques ni des sciatiques par hernie discale.

L'intérêt des tractions est donc essentiellement de soulager la douleur lombaire aiguë, ce qui n'est pas négligeable.

U

URGENCES

Les douleurs du dos n'épargnent pratiquement personne. Dans l'immense majorité des cas, elles sont bénignes et passagères. La lombalgie est due le plus souvent à des tensions musculaires et ligamentaires réversibles et sans risque de complication.

Cependant, en dehors des lombalgies banales, des cas graves existent et certains doivent être soignés sans retard. Ces urgences se manifestent par des symptômes qu'il est important de connaître pour éviter toute perte de temps.

Les troubles de la sensibilité et la perte de force musculaire

Ils traduisent une souffrance du système nerveux. La hernie discale* et l'arthrose peuvent comprimer les racines nerveuses ; c'est ce qui déclenche les douleurs de la sciatique* et de la cruralgie*. En général, la douleur sciatique et celle de la cruralgie guérissent en deux à quatre semaines en moyenne grâce au repos, aux anti-inflammatoires et, si besoin, aux infiltrations* de corticoïdes, sans qu'il soit nécessaire d'opérer. En revanche, il arrive que la compression de la racine soit telle qu'elle provoque des lésions des fibres nerveuses. Dans ce cas, la douleur est souvent intense, mais surtout des signes de souffrance du nerf apparaissent.

Au cours d'une sciatique, le signe d'alerte à ne pas manquer est une perte de force musculaire dans les muscles de la jambe ou du pied. Cela se traduit par une difficulté à relever le pied ou à se tenir sur la pointe. Dans la cruralgie, c'est le quadriceps qui est menacé ; mais c'est plus insidieux et plus difficile à repérer soi-même. Toute diminution de force musculaire justifie une consultation médicale en urgence qui sera suivie immédiatement de la réalisation d'une IRM. Une fois la lésion précisément identifiée (c'est souvent une hernie discale) le médecin et le chirurgien décideront s'il faut opérer rapidement pour dégager la racine avant que le nerf ne soit définitivement lésé.

La souffrance de la racine nerveuse peut aussi se traduire par un trouble de la sensibilité. En cas de sciatique, on perçoit moins bien le contact ou le chaud et le froid sur le pied. Dans la cruralgie, c'est la sensibilité du devant de la cuisse qui est affectée. On ressent assez souvent des picotements localisés à un orteil au cours des sciatiques. C'est en général réversible et l'intervention n'est pas toujours nécessaire. Mais c'est quand même un signe d'alerte et il faut se faire rapidement examiner par un médecin. En revanche, une baisse marquée de la sensibilité est un symptôme de souffrance nerveuse et nécessite une prise en charge urgente.

Le syndrome de la queue de cheval (incontinence)

Parfois, plusieurs racines sont comprimées en même temps. C'est souvent dû à la conjonction de plusieurs facteurs : des protrusions discales, un glissement de vertèbre (spondylolisthésis*) et surtout le développement des excroissances osseuses produites par l'arthrose (les ostéophytes). Le résultat est un rétrécissement du canal lombaire*, de l'espace ou sont concentrées toutes les racines nerveuses issues du bas de la colonne vertébrale. À cet endroit, les racines sont disposées à peu près verticalement et serrées les unes contre les autres ; cela s'appelle la « queue de cheval ». La compression peut donc en toucher plusieurs à la fois et en particulier celles des nerfs des sphincters vésical et anal : c'est le syndrome de la queue de cheval. C'est une urgence thérapeutique. Les nerfs des sphincters sont fragiles et leur atteinte peut laisser des séquelles graves comme une incontinence. Les symptômes qui doivent alerter sont avant tout les difficultés à uriner. Dans certains cas, la sensibilité de la région du périnée est diminuée ; on s'en rend compte en s'essuyant après les besoins ou lors de la toilette. On peut aussi ressentir à cet endroit des sensations anormales comme des picotements. Les compressions des racines de la queue de cheval sont souvent diagnostiquées trop tard en grande partie parce que les patients ont du mal à identifier les symptômes : en cas de doute, il ne faut pas hésiter à consulter très rapidement un médecin qui prescrira une IRM avant d'appeler le chirurgien.

Beaucoup plus rarement, la compression nerveuse se situe non plus dans la région lombaire, mais plus haut dans la partie dorsale de la colonne vertébrale. Dans ces cas, la cause est rarement une hernie discale ou une arthrose mais plutôt une maladie des vertèbres elles-mêmes comme une infection (une spondylodiscite*) ou une tumeur. L'abcès ou la tumeur osseuse peuvent alors comprimer la moelle épinière qui se trouve derrière les corps des vertèbres dorsales. Les troubles qui doivent donner l'alerte sont une baisse de la sensibilité ou des sensations anormales sur le bas du corps, une perte de force musculaire d'un ou des deux membres inférieurs ou encore des difficultés à uriner. Si l'on ressent un de ces symptômes le recours rapide à un avis médical et à l'IRM est indispensable. Le traitement dépend de la maladie à l'origine de la compression ; mais il est souvent chirurgical.

La fièvre et la perte de poids

Ni la lombalgie banale, ni l'arthrose, ni la hernie discale ne donnent de la fièvre. Toute fièvre associée à un mal de dos, à une sciatique ou à une cruralgie est un signe d'alerte. La fièvre peut être le témoin d'une infection de la colonne vertébrale ; et c'est à prendre très au sérieux. L'infection, appelée spondylodiscite*, peut toucher un ou plusieurs disques et les vertèbres voisines. Elle détruit peu à peu les structures osseuses et discales et cela peut laisser des séquelles. En outre, il y a un risque de compression des racines nerveuses par un abcès ou par des fragments osseux. L'infection vertébrale doit être diagnostiquée et traitée le plus rapidement possible. Une hospitalisation est nécessaire pour faire les examens d'imagerie et les prélèvements qui permettront d'identifier le microbe responsable. Le traitement nécessite une antibiothérapie de longue durée et souvent une immobilisation par corset. En cas de compression nerveuse ou d'instabilité des vertèbres, il faut recourir à la chirurgie. La fièvre peut aussi accompagner le développement d'une tumeur vertébrale.

C'est le plus souvent une fièvre modérée (autour de 38°) mais persistante. Elle s'intègre souvent dans un ensemble de troubles comme une perte d'appétit, un amaigrissement, une sensation de fatigue anormale. Les douleurs courantes du dos ne provoquent pas de tels symptômes : ils doivent alarmer et faire consulter au plus vite. Le pronostic des maladies cancéreuses est toujours meilleur quand leur traitement a été commencé tôt. La fièvre est également un signe d'inflammation. La plus courante des maladies inflammatoires de la colonne vertébrale est la spondylarthrite* ankylosante. Elle se manifeste par des douleurs et raideurs du cou, du dos et du bassin tout à fait particulières par leur recrudescence en fin de nuit et leur disparition peu à peu au cours de la journée. Il y a des formes graves de spondylarthrite, en particulier parce qu'elles peuvent se compliquer d'inflammations de l'œil ou du cœur. Ici encore, le fait de connaître la signification des symptômes inhabituels peut éviter de perdre du temps avant de commencer le traitement de la maladie.

La hernie discale, l'arthrose ainsi que des maladies infectieuses ou tumorales qui atteignent les vertèbres peuvent entraîner des complications dangereuses. Et elles doivent être prises en charge en urgence. Ces situations sont rares par rapport au très grand nombre de douleurs bénignes du dos ; mais chacun doit en être averti.

V

VOITURE, AVION ET VOYAGES

Les voyages en voiture, mais aussi en car ou en avion, ne laissent pas que de bons souvenirs aux lombalgiques. D'abord, il y a les bagages à porter puis à ranger dans le coffre ; c'est encore pire quand il faut les soulever pour les placer en hauteur dans les compartiments *ad hoc* de l'avion ou du train. Mais finalement, ce qui est le plus inconfortable pour ceux qui ont mal au dos, c'est de rester assis trop longtemps. Dans le domaine du travail, il est largement établi que la position assise* prolongée est une cause de douleurs du dos. Pour quelle raison en serait-il autrement quand on reste assis en voiture ou dans un autre moyen de transport ? Sans compter qu'à la durée du trajet viennent s'ajouter les nombreuses heures que nous avons déjà passées en position assise dans la journée ! Deux facteurs principaux participent au déclenchement des douleurs : l'inconfort de la position et le temps passé assis. Les vibrations et les secousses éventuelles y prennent part également.

En voiture

L'ergonomie des sièges de voitures est en constante amélioration. Cela constitue d'ailleurs pour les constructeurs un argument de vente qui a le mérite d'aller dans le sens d'une santé meilleure ! Encore faut-il adapter le siège à votre position personnelle de conduite. Idéalement, l'assise doit être suffisamment haute pour vous permettre une bonne vue de la route et des cadrans devant vous et légèrement inclinée vers l'avant pour le confort des cuisses. L'inclinaison du dossier est un point important ; le meilleur angle est entre 100 et 110 degrés ; une position plus rectiligne expose aux douleurs lombaires alors qu'une position plus allongée favorise les douleurs du haut du dos et du cou. Vos bras doivent être légèrement pliés et les mains posées sur le volant à peu près à hauteur des épaules (dans la position du 10 heures 10 de la montre). Les passagers ont en général moins de difficulté à trouver une position convenable et il leur est plus facile d'en changer pour se détendre. La survenue de douleurs dépend en grande partie de la durée du trajet. Plus on passe de temps en position assise, plus on risque d'avoir mal. La recommandation sur laquelle tous les experts s'accordent est de changer de position toutes les 30 à 45 minutes. Idéalement, arrêtez-vous pour une pause de quelques minutes : descendez de voiture et faites quelques pas. Pour les trajets de plus longue durée, arrêtez-vous toutes les heures un peu plus longtemps et faites quelques mouvements d'étirement, de flexion et de rotation : l'important est de mobiliser votre dos ! Les aires d'autoroutes disposent de plus en plus de zones de détente voire de petits parcours santé équipés de quelques machines. Il faut en profiter. Une fois arrivé à destination après un long trajet, on est en général soulagé mais très souvent fatigué même si on était passager. La pire des choses à faire serait de s'asseoir à nouveau immédiatement. Mieux vaut passer quelques minutes à marcher et à faire quelques mouvements de détente. La relaxation et le pot bien mérité seront encore plus appréciés une fois les tensions du dos dissipées.

En avion

Les voyages en avion, sauf pour les voyageurs les plus privilégiés, sont devenus une succession d'épreuves : attente, inconfort du siège, et limitation de la liberté de mouvements (encore aggravée par les précautions imposées actuellement pour éviter la transmission du Covid 19). Le lombalgique va se trouver assis et même attaché dans un siège étroit, sans espace pour allonger ses jambes et dans l'incapacité de mobiliser librement le haut du corps. Il ne lui reste plus qu'à composer ! Essayez de vous lever de temps en temps : la visite des toilettes est évidemment un excellent prétexte. Dans votre siège, vous pouvez faire les petits mouvements de jambes et du haut du corps qui sont conseillés par les compagnies (ceux d'Air France sont tout à fait adaptés – publicité gratuite...). Pour prévenir les douleurs du dos, certains placent un petit coussin long ou une serviette de toilette enroulée derrière le creux des reins entre le bas de la colonne lombaire et le siège. Un autre truc de grands voyageurs qui peut vous rendre service consiste à anticiper : la prévention commence avant de monter dans l'avion. On passe au moins une heure dans des files d'attente : cela débute par la queue à l'enregistrement puis suivent les contrôles et enfin la lente montée dans l'avion. Il faut éviter d'accumuler des tensions qui se révéleront une fois dans votre siège. Essayez de bouger le plus possible et évitez de rester assis trop longtemps dans la salle d'attente : vous le serez bien assez une fois dans l'avion. Il ne fait aucun doute que le stress joue un rôle aggravant par son effet général sur les douleurs. C'est particulièrement évident dans le cas des douleurs du dos parce que le stress crée des tensions musculaires douloureuses. N'hésitez pas à utiliser tous les moyens dont vous disposez pour éviter les causes de stress. Avant de prendre l'avion, cela commence par éviter d'arriver en retard. Dans les phases d'attente et une fois assis, chacun trouve le meilleur moyen de prévenir les tensions : respiration lente, musique, lecture, méditation, ou travail.

En voiture les causes de stress sont multiples, parfois imprévisibles et difficiles à éviter. C'est encore une bonne raison pour faire des arrêts fréquents au cours des longs trajets.

Le mal de dos en voyage n'est pas une fatalité : on peut le prévenir par des moyens simples. Il n'y a pas de raison de dramatiser.

Bonne route ! Bon voyage !

Y

YOGA

D'origine indienne, la pratique du yoga s'est largement répandue en Occident depuis plus d'un siècle et sa popularité n'a fait que croître au cours des dernières années. Une enquête nationale recensait plus de 20 millions de pratiquants aux USA en 2016 ; quatre ans plus tard, en 2020, les estimations dépassaient 35 millions. En France, ils seraient au moins trois millions. La tendance actuelle en faveur de la recherche d'une vie plus saine est probablement un des facteurs de la vogue grandissante du yoga. La majorité des adeptes sont des femmes plutôt jeunes ou d'âge moyen motivées par la gestion du stress et la recherche d'une meilleure forme physique. Le succès du yoga s'appuie d'une part sur la sensation de bien-être procurée par la méthode mais aussi sur ses vertus thérapeutiques. S'il existe différentes inspirations philosophiques et méthodes pratiques de yoga, elles partagent toutes le but de développer l'union corps-esprit en intégrant des exercices physiques et postures spécifiques avec des exercices de contrôle de la respiration et de méditation. Le yoga permet ainsi la pratique d'une activité physique lente, maîtrisée, sous contrôle de la pensée. Les bénéfices attendus du yoga sur le plan physique sont l'amélioration de la souplesse et le renforcement musculaire. Or ce sont bien là les deux éléments clés de la lutte contre les douleurs lombaires et de la raideur rachidienne. On peut y ajouter un avantage qui distingue probablement le yoga des formes classiques de gymnastique au regard du traitement des lombalgies : c'est l'importance donnée à la prise de conscience de son corps, qu'il soit immobile ou en mouvement. L'aptitude à contrôler les postures au travail et dans les activités de la vie courante constitue indubitablement un atout dans la prévention du mal de dos.

Le yoga se pratique essentiellement dans des lieux dédiés, en groupe sous la supervision d'un professeur. En l'absence de reconnaissance officielle d'un diplôme, n'importe qui peut se prétendre « professeur de yoga ». Il existe des écoles et des fédérations privées dispensant leur enseignement propre de façon tout à fait libre. Certaines écoles forment les professeurs en 4 ou 5 années comportant des stages et plusieurs centaines d'heures de séminaires et de cours. D'autres conduisent à l'obtention d'un diplôme de professeur en 200 heures de formation seulement. Devant la difficulté de choisir à qui s'adresser, surtout dans le cas où on recherche un bénéfice thérapeutique, l'idéal est sans doute de se fier aux témoignages de personnes de confiance. On trouve sur internet des informations générales sur les différentes méthodes et écoles de yoga. Les sites paraissant les plus fiables sont ceux qui fournissent une description non partisane de différentes écoles et techniques.

Le yoga n'est pas considéré comme une discipline médicale ni paramédicale ; il n'est pas nécessaire d'avoir une autorisation médicale pour le pratiquer. Les séances ne sont pas prises en charge par la Sécurité sociale ni par les mutuelles.

La question légitime que se pose le lombalgique est évidemment celle de l'efficacité. Que peut-on attendre du yoga quand on souffre ? La diversité des techniques et l'absence de réglementation sur le contenu des séances font qu'il est très difficile d'évaluer globalement le yoga en tant que traitement des lombalgies. Les essais thérapeutiques en ce domaine sont peu nombreux et de faible qualité. La Fondation Cochrane (Cochrane Library) a diffusé en 2017 les résultats d'une analyse de toutes les études ayant évalué l'effet thérapeutique du yoga dans les lombalgies. La plupart de ces travaux ne peuvent pas être vraiment qualifiés d'essais thérapeutiques dans la mesure où le critère de jugement était une autoévaluation par le patient. Par ailleurs, aucun n'avait comporté une randomisation (allocation au hasard) des personnes du groupe témoin. Or il est bien établi que l'autoévaluation et l'absence de tirage au sort des témoins ont en commun de favoriser l'effet placebo de la méthode de traitement qu'on cherche à évaluer, ici le yoga. Dans les études qui avaient comparé l'effet du yoga à l'absence de tout protocole d'exercices physiques le groupe des pratiquants du yoga déclaraient un peu moins de douleurs du dos que les autres. Cependant, les quatre études comparant le yoga à la physiothérapie classique ne montraient pas de différence à six mois sur les douleurs et la fonction de la colonne vertébrale. Une étude randomisée récente réalisée sur 320 personnes souffrant de lombalgie chronique commune n'a pas montré de différence entre la rééducation classique et le yoga sur les douleurs du dos après trois mois de traitement. En résumé, ces travaux objectifs n'apportent pas la preuve d'un bénéfice du yoga par rapport à la rééducation classique des lombalgies. En outre, ajouter le yoga à une rééducation n'apporte pas de bénéfice supplémentaire.

Ce constat n'aboutit pas à condamner la pratique du yoga si l'on est lombalgique. Tout d'abord, si le yoga n'est pas supérieur à la rééducation dans la prise en charge des lombalgies chroniques, il n'est pas non plus inférieur. De plus, les risques d'effets indésirables sont minimes et en tout cas similaires à ceux de la gymnastique. Tout exercice physique, s'il est poussé à l'excès ou mal conduit peut entraîner des complications mineures comme des contractures musculaires ou des élongations. Dans ce domaine, la compétence du professeur est évidemment un facteur de sécurité crucial.

In fine, la décision de pratiquer ou non du yoga quand on est lombalgique est une affaire de choix personnel. La meilleure rééducation supervisée par un kinésithérapeute ne peut prétendre procurer les bienfaits ressentis par les adeptes du yoga : la détente, la gestion du stress, la régulation du sommeil et la sensation générale d'équilibre corps-esprit.

En fait, ma recommandation aux lombalgiques qui sont attirés par le yoga est de ne pas hésiter à essayer, sans renoncer si possible à la rééducation si elle est en cours. D'une manière générale, si les conditions matérielles et la disponibilité le permettent il vaut mieux éviter de se limiter à une seule méthode. La rééducation sur prescription médicale au décours d'une poussée douloureuse reste un pilier du traitement des lombalgies. Mais la combinaison, à titre préventif, du yoga avec une activité sportive régulière est aussi une option légitime.

Références

Acupuncture

INSERM U669, *Évaluation de l'efficacité et de la sécurité de l'acupuncture*, Rapport du 17 janvier 2014.

Vickers A. J., Vertosick E. A., Lewith G., MacPherson H., Foster N. E., Sherman K. J., Irnich D., Witt C. M., Linde K., « Acupuncture Trialists' Collaboration. Acupuncture for Chronic Pain : Update of an Individual Patient Data Meta-Analysis », *J. Pain*, mai 2018 ; 19 (5) : 455-474. doi : 10.1016/j.jpain.2017.11.005. Epub 2 décembre 2017. PMID : 29198932 ; PMCID : PMC5927830.

Arrêt de travail

Institut National de Recherche et de Sécurité (INRS), *Travail et lombalgies. Du facteur de risque au facteur de soin*, août 2019.

Söderberg E., Alexanderson K., « Sickness certification practices of physicians : a review of the literature », *Scand J. Public Health*. 2003 ; 31 (6) : 460-474. doi : 10.1080/14034940310005367. PMID : 14675938.

Orvain C., *La prescription d'arrêts de travail par les médecins généralistes : analyse des données de l'étude*, ECOGEN. Thèse de doctorat en médecine, Angers 2019.

Gerner U., Alexanderson K., « Issuing sickness certificates. A difficult task for physicians : a qualitative analysis of written statements in a Swedish survey », *Scand J Public Health*, janvier 2009 ; 37 (1) : 57-63. doi : 10.1177/1403494808097170. Epub 2008 Nov 27. PMID : 19039091.

Arthrose vertébrale, canal lombaire rétréci

Foster N. E., Anema J. R., Cherkin D., Chou R., Cohen S. P., Gross D. P., Ferreira P. H., Fritz J. M., Koes B. W., Peul W., Turner J. A., Maher C.G., « Lancet Low Back Pain Series Working Group. Prevention and treatment of low back pain : evidence, challenges, and promising directions », *Lancet*, 9 juin 2018 ; 391 (10137) : 2368-2383. doi : 10.1016/S0140-6736 (18) 30489-6. Epub 2018 Mar 21. PMID : 29573872.

Lai M. K. L., Cheung P. W. H., Cheung J. P. Y., « A systematic review of developmental lumbar spinal stenosis », *Eur Spine J.*, 29 septembre 2020 ; 29 (9) : 2173-2187. doi : 10.1007/s00586-020-06524-2. Epub 2020 Jul 4. PMID : 32623513.

Friedly J. L., Comstock B. A., Turner J. A., Heagerty P. J., Deyo R. A., Sullivan S. D., Bauer Z., Bresnahan B. W., Avins A. L., Nedeljkovic S. S., Nerenz D. R., Standaert C., Kessler L., Akuthota V., Annaswamy T., Chen A., Diehn F., Firtch W., Gerges F. J., Gilligan C., Goldberg H., Kennedy D. J., Mandel S., Tyburski M., Sanders W., Sibell D., Smuck M., Wasan A., Won L., Jarvik J. G., « A randomized trial of epidural glucocorticoid injections for spinal stenosis », *N Engl J Med.*, 3 juillet 2014 ; 371 (1) : 11-21. doi : 10.1056/NEJMoa1313265. Erratum in : N Engl J Med. 2014 Jul 24 ; 371 (4) : 390. PMID : 24988555.

Assouplissement et gymnastique

Delitto A., George S. Z., Van Dillen L., Whitman J. M., Sowa G., Shekelle P., Denninger T. R., Godges J. J., Orthopaedic Section of the American Physical Therapy Association, « Low back pain », *J Orthop Sports Phys Ther.*, avril 2012 ; 42 (4) : A1-57. doi : 10.2519/jospt.2012.42.4. A1. Epub 2012 Mar 30. PMID : 22466247 ; PMCID : PMC4893951.

Parreira P., Heymans M. W., van Tulder M. W., Esmail R., Koes B. W., Poquet N., Lin C. C., Maher C. G., « Back Schools for chronic non-specific low back pain », *Cochrane Database Syst Rev.*, 3 août 2017 ; 8 (8) : CD011674. doi : 10.1002/14651858. CD011674.pub2. PMID : 28770974 ; PMCID : PMC6483296.

Kolber M. R., Ton J., Thomas B., *et al.*, « PEER systematic review of randomized controlled trials : Management of chronic low back pain in primary care », *Can Fam Physician*, 2021 ; 67 (1) : e20-e30. doi : 10.46747/cfp.6701e20.

Hayden J. A., Ellis J., Ogilvie R., Malmivaara A., van Tulder M. W., « Exercise therapy for chronic low back pain », *Cochrane Database Syst Rev.*, 28 septembre 2021 ; 9 (9) : CD009790. doi : 10.1002/14651858.CD009790.pub2. PMID : 34580864 ; PMCID : PMC8477273.

Bilan diagnostic

Haute Autorité de Santé, *Prise en charge du patient présentant une lombalgie commune. Recommandation de bonne pratique*, avril 2019.

National Institute for Health Care and Excellence (NICE), *Low back pain and sciatica in over 16s : assessment and management*, décembre 2020.

Calcium et Vitamine D

Straube S., Derry S., Straube C., Moore R. A., « Vitamin D for the treatment of chronic painful conditions in adults », *Cochrane Database of Systematic Reviews 2015*, Issue 5. Art. No. : CD007771. DOI : 10.1002/14651858.CD007771.pub3.

Gokcek E., Kaydu A., « Assessment of Relationship between Vitamin D Deficiency and Pain Severity in Patients with Low Back Pain : A Retrospective, Observational Study », *Anesth Essays Res.*, juillet/septembre 2018 ; 12 (3) : 680-684. doi : 10.4103/aer.AER_96_18. Erratum in : *Anesth Essays Res.*, octobre/décembre 2018 ; 12 (4) : 970. PMID : 30283175 ; PMCID : PMC6157211.

Heuch I., Hagen K., Mai X. M., Langhammer A., Zwart J. A., « Is there an association between vitamin D status and risk of chronic low back pain ? A nested case-control analysis in the Nord-Trøndelag Health Study », *BMJ Open.*, 2017 ; 7 (11) : e018521. Published 2017 Nov 25. doi : 10.1136/bmjopen-2017-018521.

Cannabis

Bachhuber M. A., Saloner B., Cunningham C. O., Barry C. L., « Medical cannabis laws and opioid analgesic overdose mortality in the United States, 1999-2010 », *JAMA Intern Med.*, octobre 2014 ; 174 (10) : 1668-73. doi : 10.1001/jamainternmed.2014.4005. *Erratum in* : *JAMA Intern Med.*, novembre 2014 ; 174 (11) : 1875. PMID : 25154332 ; PMCID : PMC4392651.

Mlost J., Bryk M., Starowicz K., « Cannabidiol for Pain Treatment : Focus on Pharmacology and Mechanism of Action », *Int J Mol Sci.*, 23 novembre 2020 ; 21 (22) : 8870. doi : 10.3390/ijms21228870. PMID : 33238607 ; PMCID : PMC7700528.

Almog S., Aharon-Peretz J., Vulfsons S., *et al.*, « The pharmacokinetics, efficacy, and safety of a novel selective-dose cannabis inhaler in patients with chronic pain : A randomized, double-blinded, placebo-controlled trial », *Eur J Pain.* 2020 ; 24 (8) : 1505-1516. doi : 10.1002/ejp.1605.

Nugent S. M., Morasco B. J., O'Neil M. E., Freeman M., Low A., Kondo K., Elven C., Zakher B., Motu'apuaka M., Paynter R., Kansagara D., « The Effects of Cannabis Among Adults with Chronic Pain and an Overview of General Harms : A Systematic Review », *Ann Intern Med.*, 5 septembre 2017 ; 167 (5) : 319-331. doi : 10.7326/M17-0155. Epub 2017 Aug 15. PMID : 28806817.

First L., Douglas W., Habibi B., Singh J. R., Sein M. T., « Cannabis Use and Low-Back Pain : A Systematic Review », *Cannabis Cannabinoid Res.*, 15 décembre 2020 ; 5 (4) : 283-289. doi : 10.1089/can.2019.0077. PMID : 33381642 ; PMCID : PMC7759283.

Ceinture lombaire

Anders C., Hübner A., « Influence of elastic lumbar support belts on trunk muscle function in patients with non-specific acute lumbar back pain », *PLoS One*, 24 janvier 2019 ; 14 (1) : e0211042. doi : 10.1371/journal.pone.0211042. PMID : 30677095 ; PMCID : PMC6345453.

Calmels P., Queneau P., Hamonet C., Le Pen C., Maurel F., Lerouvreur C., Thoumie P., « Effectiveness of a lumbar belt in subacute low back pain : an open, multicentric, and randomized clinical study », *Spine* (Phila Pa 1976), 1er février 2009 ; 34 (3) : 215-20. doi : 10.1097/BRS.0b013e31819577dc. PMID : 19179915.

Bataller-Cervero A. V., Rabal-Pelay J., Roche-Seruendo L. E., Lacárcel-Tejero B., Alcázar-Crevillén A., Villalba-Ruete J. A., Cimarras-Otal C., « Effectiveness of lumbar supports in low back functionality and disability in assembly-line workers », *Ind Health*, 26 septembre 2019 ; 57 (5) : 588-595. doi : 10.2486/indhealth.2018-0179. Epub 2019 Jan 16. PMID : 30651407 ; PMCID : PMC6783285.

Van Poppel M. N., Koes B. W., van der Ploeg T., Smid T., Bouter L. M., « Lumbar supports and education for the prevention of low back pain in industry : a randomized controlled trial », *JAMA*, 10 juin 1998 ; 279 (22) : 1789-94. doi : 10.1001/jama.279.22.1789. PMID : 9628709.

Chirurgie de la lombalgie chronique

Haute Autorité de Santé, *Lombalgie chronique de l'adulte et chirurgie. Recommandations pour la bonne pratique*, novembre 2015.

Jacobs W., Van der Gaag N. A., Tuschel A., de Kleuver M., Peul W., Verbout A. J., Oner F. C., « Total disc replacement for chronic back pain in the presence of disc degeneration », *Cochrane Database of Systematic Reviews*, 2012, Issue 9. Art. No. : CD008326. DOI : 10.1002/14651858.CD008326.pub2.

Gibson J. N. A., Waddell G., « Surgery for degenerative lumbar spondylosis », *Cochrane Database of Systematic Reviews*, 2005, Issue 2. Art. No. : CD001352. DOI : 10.1002/14651858.CD001352.pub2.

Corticoïdes

Haute Autorité de Santé, *Prise en charge du patient présentant une lombalgie commune. Recommandation de bonne pratique*, avril 2019.

Cruralgie

Monod A., Desmoineaux P., Deburge A. « Les hernies discales lombaires latérales », *Rev Chir Orthop Reparatrice Appar Mot.*, 1990 ; 76 (8) : 538-545. PMID : 2151475.

Cures thermales

Pittler M. H., Karagülle M. Z., Karagülle M., Ernst E., « Spa therapy and balneotherapy for treating low back pain : meta-analysis of randomized trials », *Rheumatology* (Oxford), juillet 2006 ; 45 (7) : 880-884. doi : 10.1093/rheumatology/kel018. Epub 2006 Jan 31. PMID : 16449365.

Roques C. F., Queneau P., « Médecines thermales et douleurs des lombalgies chroniques, gonarthrose ou fibromyalgie », *Bull. Acad. Natle Méd.*, 2016, *200*, n° 3, 575-587, séance du 22 mars 2016.

Disque

Trumees E., « A history of lumbar disc herniation from Hippocrates to 1990s. », *Clin Orthop Relat Res* (2015) 473 : 1885-1895. DOI 10.1007/s11999-014-3633-7

Van Tulder M. W., Assendelft W. J., Koes B. W., Bouter L. M., « Spinal radiographic findings and nonspecific low back pain », *A systematic review of observational studies Spine*, 15 février 1997 ; 22 (4) : 427-434. Doi : 10.1097/00007632-199702150-00015.

Dorsalgies

Court C., Mansour E., Bouthors C., « Thoracic disc herniation : Surgical treatment », *Orthop Traumatol Surg Res.*, février 2018 ; 104 (1S) : S31-S40. doi : 10.1016/j.otsr.2017.04.022. Epub 7 décembre 2017. PMID : 29225115.

Douleur chronique

Haute Autorité de Santé, *Prise en charge du patient présentant une lombalgie commune. Recommandation de bonne pratique*, avril 2019.

Sereni C., Douleurs chroniques et opiacés, Paris, Éd. du Cerf, 2019.

Épidémiologie

Gourmelen J., Chastang J.-F., Ozguler A., Lanoë J.-L., Ravaud J.-F., Leclerc A., « Fréquence des lombalgies dans la population française de 30 à 64 ans Résultats issus de deux enquêtes nationales », INSERM U687-IFR69, 5 novembre 2007.

OMS, *Fardeau mondial des maladies non transmissibles*, 2017.

Hoy D., Brooks P., Blyth F., Buchbinder R., « The Epidemiology of low back pain », *Best Pract Res Clin Rheumatol.*, décembre 2010 ; 24 (6) : 769-781. doi : 10.1016/j.berh.2010.10.002. PMID : 21665125.

Hakala P. T., Rimpelä A. H., Saarni L. A., Salminen J. J. « Frequent computer-related activities increase the risk of neck-shoulder and low back pain in adolescents », *Eur J Public Health*, octobre 2006 ;

16 (5) : 536-541. doi : 10.1093/eurpub/ckl025. Epub 2006 Mar 8. PMID : 16524936.

Ergonomie au quotidien

Steffens D., Maher C. G., Pereira L. S., Stevens M. L., Oliveira V. C., Chapple M., Teixeira-Salmela L. F., Hancock M. J., « Prevention of Low Back Pain : A Systematic Review and Meta-analysis », *JAMA Intern Med.*, février 2016 ; 176 (2) : 199-208. doi : 10.1001/jamainternmed.2015.7431. PMID : 26752509.

Ergonomie au travail

Milhem M., Kalichman L., Ezra D., Alperovitch-Najenson D., « Work-related musculoskeletal disorders among physical therapists : A comprehensive narrative reviews », *Int J Occup Med Environ Health.*, 2016 ; 29 (5) : 735-747. doi : 10.13075/ijomeh.1896.00620. PMID : 27518884.

Institut National de Recherche et de Sécurité (INRS), *Travail et lombalgies. Du facteur de risque au facteur de soin*, août 2019.

Schaafsma F. G., Anema J. R., van der Beek A. J., « Back pain : Prevention and management in the workplace », *Best Pract Res Clin Rheumatol.*, juin 2015 ; 29 (3) : 483-494. doi : 10.1016/j.berh.2015.04.028. Epub 2015 May 31. PMID : 26612243.

Agarwal S., Steinmaus C., Harris-Adamson C., « Sit-stand workstations and impact on low back discomfort : a systematic review and meta-analysis », *Ergonomics*, avril 2018 ; 61 (4) : 538-552. doi : 10.1080/00140139.2017.1402960. Epub 4 décembre 2017. PMID : 29115188.

Froid et humidité

STEFFENS D., MAHER C. G., LI Q., FERREIRA M. L., PEREIRA L. S., KOES B. W., LATIMER J. « Effect of weather on back pain : results from a case-crossover study », *Arthritis Care Res.* (Hoboken), décembre 2014 ; 66 (12) : 1867-1872. doi : 10.1002/acr.22378. PMID : 25044376.

BEILKEN K., HANCOCK M. J., MAHER C. G., LI Q., STEFFENS D. « Acute Low Back Pain ? Do Not Blame the Weather-A Case-Crossover Study », *Pain Med.*, 1er juin 2017 ; 18 (6) : 1139-1144. doi : 10.1093/pm/pnw126. PMID : 27980016.

DUONG V., MAHER C. G., STEFFENS D., LI Q., HANCOCK M. J., « Does weather affect daily pain intensity levels in patients with acute low back pain ? A prospective cohort study », *Rheumatol Int.*, mai 2016 ; 36 (5) : 679-684. doi : 10.1007/s00296-015-3419-6. Epub 2016 Jan 12. PMID : 26759130.

Génétique

DARIO A. B., FERREIRA M. L., REFSHAUGE K. M., LIMA T. S., ORDOÑANA J. R., FERREIRA P. H., « The relationship between obesity, low back pain, and lumbar disc degeneration when genetics and the environment are considered : a systematic review of twin studies », *Spine J.*, 1er mai 2015 ; 15 (5) : 1106-1117. doi : 10.1016/j.spinee.2015.02.001. Epub 2015 Feb 7. PMID : 25661432.

URBAN J. P. G., FAIRBANK J. C. T., « Current perspectives on the role of biomechanical loading and genetics in development of disc degeneration and low back pain ; a narrative review », *J Biomech.*, 26 mars 2020 ; 102 : 109573. doi : 10.1016/j.jbiomech.2019.109573. Epub 16 décembre 2019. PMID : 32000991.

Grossesse

LIDDLE S. D., PENNICK V., « Interventions for preventing and treating low-back and pelvic pain during pregnancy », *Cochrane*

Database Syst Rev., 30 septembre 2015 ; 2015 (9) : CD001139. doi : 10.1002/14651858.CD001139.pub4. PMID : 26422811 ; PMCID : PMC7053516.

Handicap

Thomas E. N., Pers Y., Mercie G., Cambiere J. P., Frasson N., Ster F., Herisson C., Blotman F., « The importance of fear, beliefs, catastrophizing and kinesiophobia in chronic low back pain rehabilitation », *Annals of Physical and Rehabilitation Medicine*, 2010 ; 53 : 3-14.

Hernie discale

Dubuisson A., Borlon S., Scholtes F., Racaru T., Martin D. « La hernie discale lombaire paralysante : une urgence chirurgicale ? réflexion à propos d'une série de 24 patients et des donées de la littérature », *Neurochirurgie*, 2013 ; 59 : 64-68.

Kreiner D. S., Hwang S. W., Easa J. E., Resnick D. K., Baisden J. L., Bess S., Cho C. H., DePalma M. J., Dougherty P., Fernand R., Ghiselli G., Hanna A. S., Lamer T., Lisi A. J., Mazanec D. J., Meagher R. J., Nucci R. C., Patel R. D., Sembrano J. N., Sharma A. K., Summers J. T., Taleghani C. K., Tontz W. L. Jr, Toton J. F. ; North American Spine Society, « An evidence-based clinical guideline for the diagnosis and treatment of lumbar disc herniation with radiculopathy », *Spine J.*, janvier 2014 ; 14 (1) : 180-191. doi : 10.1016/j.spinee.2013.08.003. Epub 2013 Nov 14. PMID : 24239490.

Imagerie

Van Tulder M. W., Assendelft W. J., Koes B. W., Bouter L. M., « Spinal radiographic findings and nonspecific low back pain. A systematic review of observational studies », *Spine J.*, 15 février 1997 ; 22 (4) : 427-434. Doi : 10.1097/00007632-199702150-00015.

Maher C., Underwood M., Buchbinder R. « Non-specific low back pain », *Lancet*, 18 février 2017 ; 389 (10070) : 736-747. doi : 10.1016/S0140-6736 (16)30970-9. Epub 11 octobre 2016. PMID : 27745712.

Raastad J., Reiman M., Coeytaux R., Ledbetter L., Goode A. P., The association between lumbar spine radiographic features and low back pain : a systematic review and meta-analysis », *Semin Arthritis Rheum.*, avril 2015 ; 44 (5) : 571-585. doi : 10.1016/j.semarthrit.2014.10.006. Epub 2014 Dec 8. PMID : 25684125.

Infiltrations

Oliveira C. B., Maher C. G., Ferreira M. L., Hancock M. J., Oliveira V. C., McLachlan A. J., Koes B., Ferreira P. H., Cohen S. P., Pinto R. Z., « Epidural corticosteroid injections for lumbar radicularpain », *Cochrane*, 9 avril 2020.

Haute Autorité de Santé, *Prise en charge du patient présentant une lombalgie commune. Recommandation de bonne pratique*, avril 2019.

Friedly J. L., Comstock B. A., Turner J. A., Heagerty P. J., Deyo R. A., Sullivan S. D., Bauer Z., Bresnahan B. W., Avins A. L., Nedeljkovic S. S., Nerenz D. R., Standaert C., Kessler L., Akuthota V., Annaswamy T., Chen A., Diehn F., Firtch W., Gerges F. J., Gilligan C., Goldberg H., Kennedy D. J., Mandel S., Tyburski M., Sanders W., Sibell D., Smuck M., Wasan A., Won L., Jarvik J. G., « A randomized trial of epidural glucocorticoid injections for spinal stenosis », *N Engl J Med.*, 3 juillet 2014 ; 371 (1) : 11-21. doi : 10.1056/NEJMoa1313265. Erratum in : N Engl J Med. 2014 Jul 24 ; 371 (4) : 390. PMID : 24988555.

Lumbago

Maigne R., *Mal de dos mal du siècle*, Paris, Robert Laffont, 1980.

McIntosh G., Hall H., « Low back pain (acute) », *BMJ Clin Evid.*, 9 mai 2011 ; 2011:1102. PMID : 21549023 ; PMCID : PMC3217769.

Maladie professionnelle

Institut National de Recherche et de Sécurité (INRS), *Travail et lombalgies. Du facteur de risque au facteur de soin*, août 2019.

Massage

Haute Autorité de Santé, *Prise en charge masso-kinésithérapique dans la lombalgie commune : modalités de prescription*, Rapport mai 2005.

Furlan A. D., Giraldo M., Baskwill A., Irvin E., Imamura M., « Massage for low-back pain », *Cochrane Database Syst Rev.*, 1er septembre 2015 ; (9) : CD001929. doi : 10.1002/14651858. CD001929.pub3. PMID : 26329399.

Qaseem A., Wilt T. J., McLean R. M., Forciea M. A., Clinical Guidelines Committee of the American College of Physicians, Denberg T. D., Barry M. J., Boyd C., Chow R. D., Fitterman N., Harris R. P., Humphrey L. L., Vijan S., « Noninvasive Treatments for Acute, Subacute, and Chronic Low Back Pain : A Clinical Practice Guideline from the American College of Physicians », *Ann Intern Med.*, 4 avril 2017 ; 166 (7) : 514-530. doi : 10.7326/M16-2367. Epub 2017 Feb 14. PMID : 28192789.

Médicaments du mal de dos

Haute Autorité de Santé, *Prise en charge du patient présentant une lombalgie commune. Recommandation de bonne pratique*, avril 2019.

National Institute for Health Care and Excellence (NICE), *Low back pain and sciatica in over 16s : assessment and management*, décembre 2020.

Opiacés

Murthy V. H., « Ending the Opioid Epidemic – A Call to Action », *N Engl J Med.*, 22 décembre 2016 ; 375 (25) : 2413-2415. doi : 10.1056/NEJMp1612578. Epub 2016 Nov 9. PMID : 27959718.

Ray W. A., Chung C. P., Murray K. T., Hall K., Stein C.M., « Prescription of Long-Acting Opioids and Mortality in Patients with Chronic Noncancer Pain », *JAMA*, 14 juin 2016 ; 315 (22) : 2415-2423. doi : 10.1001/jama.2016.7789. PMID : 27299617 ; PMCID : PMC5030814.

Ordinateur

Shete K. M., Suryawanshi P., Gandhi N., « Management of low back pain in computer users : A multidisciplinary approach », *J Cranioverteb Junction Spine*, janvier 2012 ; 3 (1) : 7-10.

Rapport 2019 de la branche ATMP de l'Assurance maladie sur les risques professionnels – amelie.fr.

Ye S., Jing Q., Wei C., *et al.*, « Risk factors of non-specific neck pain and low back pain in computer-using office workers in China : a cross-sectional study », *BMJ Open*, 2017 ; 7 : e014914. doi : 10.1136/bmjopen-2016-014914.

Hakala P. T. *et al.*, « frequent computer – related activities increase the risk of neck-shoulder and low back pain in adolescents », *European Journal of Public Health*, 2006 vol 16, n° 5, 536-541.

Shayhan F. A., Saadeddin M., « Prevalence of low back pain in health sciences students », *Eur J Orthop Surg Traumatil.*, février 2018 ; 28 (2) : 165-170.

Ostéopathie, manipulations vertébrales

Maigne R., *Mal de dos, mal du siècle*, Paris, Robert Laffont, 1980.

Nguyen C., Boutron I., Zegarra-Parodi R., Baron G., Alami S., Sanchez K., Daste C., Boisson M., Fabre L., Krief P., Krief G., Lefèvre-Colau M. M., Rannou F., « Effect of Osteopathic Manipulative Treatment vs Sham Treatment on Activity Limitations in Patients with Nonspecific Subacute and Chronic Low Back Pain : A Randomized Clinical Trial », *JAMA Intern Med.*, 15 mars 2021. doi : 10.1001/jamainternmed.2021.0005. Epub ahead of print. PMID : 33720272.

Rubinstein S. M., van Middelkoop M., Assendelft W. J. J., de Boer M. R., van Tulder M. W., *Spinal manipulative therapy for chronic low-back pain, Cochrane Database of Systematic Reviews*, 2011, Issue 2. Art. No. : CD008112. DOI : 10.1002/14651858. CD008112.pub2.

Rubinstein S. M., Terwee C. B., Assendelft W. J. J., de Boer M. R., van Tulder M. W., « Spinal manipulative therapy for acute low-back pain », *Cochrane Database of Systematic Reviews*, 2012, Issue 9. Art. No. : CD008880. DOI : 10.1002/14651858.CD008880.pub2.

Pièges du mal de dos

Haute Autorité de Santé, *Prise en charge du patient présentant une lombalgie commune. Recommandation de bonne pratique*, avril 2019.

Pommades

Gaubitz M., Schiffer T., Holm C., Richter E., Pisternick-Ruf W., Weiser T., « Efficacy and safety of nicoboxil/nonivamide ointment for the treatment of acute pain in the low back – A randomized, controlled trial », *Eur J Pain*, 2016 ; 20 (2) : 263-273. doi : 10.1002/ejp.719.

Derry S., Conaghan P., Da Silva J. P., Wiffen P. J., Moore R., « Topical NSAIDs for chronic musculoskeletal pain in adults », *Cochrane Database of Systematic Reviews*, 2016, Issue 4. Art. No. : CD007400. DOI : 10.1002/14651858.CD007400.pub3

Position assise

Omokhalion F. O., Sonya A. O., « Risks factors for low back pain among office workers in Ibdan, southwest Nigeria », *Occup. Med (Lond)*, 2003, 53 (4) : 287-289.

Park S. M., Kim H. J., Jeong H., Kim H., Chang B. S., Lee C. K., Yeom J. S., « Longer sitting time and low physical activity are closely associated with chronic low back pain in population over 50 years of age : a cross-sectional study using the sixth Korea National Health and Nutrition Examination Survey », *Spine J.*, novembre 2018 ; 18 (11) : 2051-2058. doi : 10.1016/j.spinee.2018.04.003. Epub 2018 Apr 17. PMID : 29678404.

Rééducation

Kolber M. R., Ton J., Thomas B., *et al.*, « PEER systematic review of randomized controlled trials : Management of chronic low back pain in primary care », *Can Fam Physician*. 2021 ; 67 (1) : e20-e30. doi : 10.46747/cfp.6701e20.

Marin T. J., Van Eerd D., Irvin E., et al., « Multidisciplinary biopsychosocial rehabilitation for subacute low back pain », *Cochrane*

Database Syst Rev., 2017 ; 6 (6) : CD002193. Published 2017 Jun 28. doi : 10.1002/14651858.CD002193.pub2

Owen P. J., Miller C. T., Mundell N. L., *et al.*, « Which specific modes of exercise training are most effective for treating low back pain ? Network meta-analysis », *Br J Sports Med.* 2020 ; 54 (21) : 1279-1287. doi : 10.1136/bjsports-2019-100886

Garofoli G., *et al.*, « Multidisciplinary programs », *Annals pf Phys and rehab med.*, 2019, 62 ; 382-385.

Parreira P., Heymans M. W., van Tulder M. W., Esmail R., Koes B. W., Poquet N., Lin C. W. C., Maher C. G., « Back Schools for chronic non-specific low back pain », *Cochrane Database of Systematic Reviews*, 2017, Issue 8. Art. No. : CD011674. DOI : 10.1002/14651858.CD011674.pub2.

Weigl B., *et al.*, « Biopsychlogical multidisciplinary rehabilitation », Annals of physio and rhab med., 2018 ; 61 1[Re].

Ostelo R. W. J. G., « Physiotherapy management of sciatica », J*ournal of Physiotherapy*, 2020 ; 6 : 83-88.

Qaseem A., Wilt T. J., McLean R. M., Forciea M. A., Clinical Guidelines Committee of the American College of Physicians, Denberg T. D., Barry M. J., Boyd C., Chow R. D., Fitterman N., Harris R. P., Humphrey L. L., Vijan S., « Noninvasive Treatments for Acute, Subacute, and Chronic Low Back Pain : A Clinical Practice Guideline from the American College of Physicians », *Ann Intern Med.*, 4 avril 2017 ; 166 (7) : 514-530. doi : 10.7326/M16-2367. Epub 2017 Feb 14. PMID : 28192789.

Repos

Haute Autorité de Santé, *Prise en charge du patient présentant une lombalgie commune. Recommandation de bonne pratique*, avril 2019.

Deyo R. A., Diehl A. K., Rosenthal M., « How many days of bed rest for acute low back pain ? A randomized clinical trial », *N Engl J Med.*, 23 octobre 1986 ; 315 (17) : 1064-1070. doi : 10.1056/NEJM198610233151705. PMID : 2945109.

Qaseem A., Wilt T. J., McLean R. M., Forciea M. A., Clinical Guidelines Committee of the American College of Physicians, Denberg T. D., Barry M. J., Boyd C., Chow R. D., Fitterman N., Harris R. P., Humphrey L. L., Vijan S., « Noninvasive Treatments for Acute, Subacute, and Chronic Low Back Pain : A Clinical Practice Guideline from the American College of Physicians », *Ann Intern Med.*, 4 avril 2017 ; 166 (7) : 514-530. doi : 10.7326/M16-2367. Epub 2017 Feb 14. PMID : 28192789.

Sciatique

Guigui P., « Sciatique : étiologie, physiopathologie diagnostic, traitement », *Rev Prat.*, 12 septembre 2001 ; 51 (14) : 1591-1599.

« Low back pain and sciatica in over 16s », *NICE guidelines* (NG59) 11 décembre 2020.

Jensen R. K., Kongsted A., Kjaer P., Koes B., « Diagnosis and treatment of sciatica », *BMJ*, 19 novembre 2019 ; 367 : l6273. doi : 10.1136/bmj. l6273. PMID : 31744805.

Scoliose, cyphose, lordose

Wolff S., Riouallon G., « Scolioses à l'âge adulte : une évolution constante [Scoliosis in adulthood : a constant evolution] », *Rev Prat.*, mars 2016 ; 66 (3) : 298-302. French. PMID : 30512641.

Chun S. W., Lim C. Y., Kim K., Hwang J., Chung S. G., « The relationships between low back pain and lumbar lordosis : a systematic review and meta-analysis », *Spine J.*, août 2017 ; 17 (8) : 1180-1191. doi : 10.1016/j.spinee.2017.04.034. Epub 2017 May 2. PMID : 28476690.

Spondylarthrite ankylosante

Hubault A., « La spondylarthrite ankylosante [Ankylosing spondylarthritis] », *Rev Prat.*, 21 décembre 1982 ; 32 (59-60) : 3725-33. French. PMID : 6298925.

Taurog J. D., Chhabra A., Colbert R. A., « Ankylosing Spondylitis and Axial Spondyloarthritis », *N Engl J Med.*, 30 juin 2016 ; 374 (26) : 2563-74. doi : 10.1056/NEJMra1406182. PMID : 27355535.

Spondylodiscite

Berbari E. F., Kanj S. S., Kowalski T. J., Darouiche R. O., Widmer A. F., Schmitt S. K., Hendershot E. F., Holtom P. D., Huddleston P. M., Petermann G. W., Osmon D. R., Infectious Diseases Society of America. 2015 Infectious Diseases Society of America (IDSA), « Clinical Practice Guidelines for the Diagnosis and Treatment of Native Vertebral Osteomyelitis in Adults », *Clin Infect Dis.*, 15 septembre 2015 ; 61 (6) : e26-46. doi : 10.1093/cid/civ482. Epub 2015 Jul 29. PMID : 26229122.

Spondylolisthésis

Weinstein J. N., Lurie J. D., Tosteson T. D., Hanscom B., Tosteson A. N., Blood E. A., Birkmeyer N. J., Hilibrand A. S., Herkowitz H., Cammisa F. P., Albert T. J., Emery S. E., Lenke L. G., Abdu W. A., Longley M., Errico T. J., Hu S. S., « Surgical versus nonsurgical treatment for lumbar degenerative spondylolisthesis », *N Engl J Med.*, 31 mai 2007 ; 356 (22) : 2257-70. doi : 10.1056/NEJMoa070302. PMID : 17538085 ; PMCID : PMC2553804.

Kalichman L., Hunter D. J., « Diagnosis and conservative management of degenerative lumbar spondylolisthesis », *Eur Spine J.*, mars 2008 ; 17 (3) : 327-335. doi : 10.1007/s00586-007-0543-3. Epub 2007 Nov 17. PMID : 18026865 ; PMCID : PMC2270383.

Sports dangereux

Okada T., Nakazato K., Iwai K., Tanabe M., Irie K., Nakajima H., « Body mass, nonspecific low back pain, and anatomical changes in the lumbar spine in judo athletes », *J Orthop Sports Phys Ther.*, novembre 2007 ; 37 (11) : 688-693. doi : 10.2519/jospt.2007.2505. PMID : 18057672.

Hoskin W., Pollard H., Daff C., Odell A., Garbutt P., McHardy A., Hardy K., Dragasevic G., « Low back pain status in elite and semi-elite Australian football codes : across sectional survey (soccer), Australian rules, rugby league, rugby union and non-athletic controls », BMC Musculoskeletal Disorders 2009,10 : 38 doi : 10.1186/1471-2474/10/38.

Hjelm N., Werner S., Renstrom P., « Injury profile in junior tennis players : a prospective two-year study », *Knee Surgery, Sports Traumatology, Arthroscopy*, 2010, 18 : 845-850.

Sairyo K., Nagamachi A., « State-of-the-art management of low back pain in athletes : Instructional lecture », *J Orthop Sci.*, mai 2016 ; 21 (3) : 263-272. doi : 10.1016/j.jos.2015.12.021. Epub 2016 Feb 2. PMID : 26850924.

Robinson P. G., Murray I. R., Duckworth A. D., Hawkes R., Glover D., Tilley N. R., Hillman R., Oliver C. W., Murray A. D., « Systematic review of musculoskeletal injuries in professional golfers », *Br J Sports Med.*, janvier 2019 ; 53 (1) : 13-18. doi : 10.1136/bjsports-2018-099572. Epub 2018 Oct 26. PMID : 30366967.

Sports recommandés

Ribaud A., Tavares I., Viollet E., Julia M., Hérisson C., Dupeyron A., « Which physical activities and sports can be recommended to chronic low back pain patients after rehabilitation ? », *Ann Phys Rehabil Med.*, octobre 2013 ; 56 (7-8) : 576-594. doi : 10.1016/j.rehab.2013.08.007. Epub 2013 Oct 1. PMID : 24140440.

Nourbakhsh P. T., Arab A. M., « Relationship between mechanical factors and incidence of low back pain », *J Orthop Sports Phys Ther.*, 2002 ; 32 : 447-460.

Surpoids

Yang H., Haldeman S., « Behavior-Related Factors Associated with Low Back Pain in the US Adult Population », *Spine (Phila Pa 1976)*, janvier 2018 ; 43 (1) : 28-34. doi : 10.1097/BRS.0000000000001665. PMID : 27128393.

Dario A. B., Ferreira M. L., Refshauge K. M., Lima T. S., Ordoñana J. R., Ferreira P. H., « The relationship between obesity, low back pain, and lumbar disc degeneration when genetics and the environment are considered : a systematic review of twin studies », *Spine J.*, mai 2015 ; 15 (5) : 1106-117.

Shiri R., Solovieva S., Husgafvel-Pursiainen K., Telama R., Yang X., Viikari J., Raitakari O. T., Viikari-Juntura E., « The role of obesity and physical activity in non-specific and radiating low back pain : the Young Finns study », *Semin Arthritis Rheum.*, juin 2013 ; 42 (6) : 640-650.

Lidar Z., Behrbalk E., Regev G. J., Salame K., Keynan O., Schweiger C., Appelbaum L., Levy Y., Keidar A., « Intervertebral disc height changes after weight reduction in morbidly obese patients and its effect on quality of life and radicular and low back pain », *Spine* (Phila Pa 1976), novembre 2012 ; 37 (23) : 1947-1952. doi : 10.1097/BRS.0b013e31825fab16. PMID : 22648024.

Dunlevy C., MacLellan G. A., O'Malley E., Blake C., Breen C., Gaynor K., Wallace N., Yoder R., Casey D., Mehegan J., Fullen B. M., O'Shea D., « Does changing weight change pain ? Retrospective data analysis from a national multidisciplinary weight management service », *Eur J Pain*, septembre 2019 ; 23 (8) : 1403-1415. doi : 10.1002/ejp.1397.

Syndrome du pyramidal

Hopayian K., « Sciatica in the community--not always disc herniation », *Int J Clin Pract.*, avril-mai 1999 ; 53 (3) : 197-198. PMID : 10665132.

Talonnette et inégalité des membres inférieurs

Rannisto S., Okuloff A., Uitti J., *et al.*, « Leg-length discrepancy is associated with low back pain among those who must stand while working », *BMC Musculoskelet Disord.*, 2015 ; 16 : 110. Published 7 mai 2015. doi : 10.1186/s12891-015-0571-9

Gofton J. P., « Persistent low back pain and leg length disparity », *J Rheumatol.*, août 1985 ; 12 (4) : 747-750. PMID : 2932553.

Soukka A., Alaranta H., Tallroth K., Heliovaara M., « Leg length inequality in people of working age », *The association between mild inequality and low-back-pain is questionable. Spine* 1991 ; 16 : 429-31.

Sahar T., Cohen M. J., Ne'eman V., Kandel L., Odebiyi D. O., Lev I., Brezis M., Lahad A., « Insoles for prevention and treatment of back pain », *Cochrane Database Syst Rev.*, 17 octobre 2007 ; (4) : CD005275. doi : 10.1002/14651858.CD005275.pub2. PMID : 17943845.

Gurney B., « Leg length discrepancy », *Gait Posture*, avril 2002 ; 15 (2) : 195-206. doi : 10.1016/s0966-6362 (01)00148-5. PMID : 11869914.

Friberg O., « Clinical symptoms and biomechanics of lumbar spine and hip joint in leg length inequality », *Spine* (Phila Pa 1976), septembre 1983 ; 8 (6) : 643-51. doi : 10.1097/00007632-198309000-00010. PMID : 6228021.

Brady R. J., Dean J. B., Skinner T. M., Gross M. T., « Limb length inequality : clinical implications for assessment and intervention », *J Orthop Sports Phys Ther.*, mai 2003 ; 33 (5) : 221-234. doi : 10.2519/jospt.2003.33.5.221. PMID : 12774997.

Tassement vertébral

Lems W. F., Paccou J., Zhang J., *et al.* « Vertebral fracture : epidemiology, impact and use of DXA vertebral fracture assessment in fracture liaison services », *Osteoporos Int.*, 2021 ; 32 (3) : 399-411. doi : 10.1007/s00198-020-05804-3.

Kherad M., Rosengren B. E., Hasserius R., Nilsson J. Å., Redlund-Johnell I., Ohlsson C., Lorentzon M., Mellström D., Karlsson M. K., « Low clinical relevance of a prevalent vertebral fracture in elderly men--the MrOs Sweden study », *Spine J.*, février 2015 ; 15 (2) : 281-289. doi : 10.1016/j.spinee.2014.09.016. Epub 2014 Sep 28. PMID : 25264314.

Tractions

Cheng Y. H., Hsu C. Y., Lin Y. N., « The effect of mechanical traction on low back pain in patients with herniated intervertebral disks : a systemic review and meta-analysis », *Clin Rehabil.*, janvier 2020 ; 34 (1) : 13-22. doi : 10.1177/0269215519872528. Epub 2019 Aug 28. PMID : 31456418

Wegner I., Widyahening I. S., van Tulder M. W., Blomberg S. E. I., de Vet H. C. W., Brønfort G., Bouter L. M., van der Heijden G. J., « Traction for low-back pain with or without sciatica », *Cochrane Database of Systematic Reviews*, 2013, Issue 8. Art. No. : CD003010. DOI : 10.1002/14651858.CD003010.pub5

Urgences

Kreiner D. S., Hwang S. W., Easa J. E., Resnick D. K., Baisden J. L., Bess S., Cho C. H., DePalma M. J., Dougherty P., Fernand R., Ghiselli G., Hanna A. S., Lamer T., Lisi A. J., Mazanec D. J., Meagher R. J., Nucci R. C., Patel R. D., Sembrano J. N., Sharma A. K., Summers J. T., Taleghani C. K., Tontz W. L. Jr, Toton J. F. ; North American Spine Society, « An evidence-based clinical guideline for the diagnosis and treatment of lumbar disc herniation with radiculopathy », *Spine J.*, janvier 2014 ; 14 (1) : 180-191. doi : 10.1016/j.spinee.2013.08.003. Epub 2013 Nov 14. PMID 24239490.

Selz F., Morard M., Buchard P. A., Frochaux V., « Quand référer aux urgences un patient présentant une lombalgie/sciatique aiguë ? »,

Rev Med Suisse, 25 août 2010 : 6 (249) : 1540-2. 1544-5. PMID : 20873433

Voiture

Harrison D. D., Harrison S. O., Croft A. C., Harrison D. E., Troyanovich S. J., « Sitting biomechanics, part II : optimal car driver's seat and optimal driver's spinal model », *J Manipulative Physiol Ther.*, janvier 2000 ; 23 (1) : 37-47. PMID : 10658875.

Yoga

Wieland L., Skoetz N., Pilkington K., Vempati R., D'Adamo C. R., Berman B. M., « Yoga treatment for chronic non-specific low back pain », *Cochrane Database of Systematic Reviews*, 2017, Issue 1. Art. No. : CD010671. DOI : 10.1002/14651858.CD010671.pub2

Zhu F., Zhang M., Wang D., Hong Q., Zeng C., Chen W., « Yoga compared to non-exercise or physical therapy exercise on pain, disability, and quality of life for patients with chronic low back pain : A systematic review and meta-analysis of randomized controlled trials », *PLoS One*, septembre 2020 ; 15 (9) : e0238544. doi : 10.1371/journal.pone.0238544. PMID : 32870936 ; PMCID : PMC7462307.

Saper R. B., Lemaster C., Delitto A., Sherman K. J., Herman P. M., Sadikova E., Stevans J., Keosaian J. E., Cerrada C. J., Femia A. L., Roseen E. J., Gardiner P., Gergen Barnett K., Faulkner C., Weinberg J., « Yoga, Physical Therapy, or Education for Chronic Low Back Pain : A Randomized Noninferiority Trial », *Ann Intern Med.*, 18 juillet, 2017 ; 167 (2) : 85-94. doi : 10.7326/M16-2579. Epub 2017 Jun 20. PMID : 28631003 ; PMCID : PMC6392183.

Table des matières

O

P

R

S

V

Y

Imprimé en France par CPI
en décembre 2021

Composition : Soft Office

Dépôt légal : janvier 2022
N° d'impression : 167451